医療科学新書

高田 純 著

ガリレオの休日
ブルーリバー

純ちゃんのエッセイ25話
核防護から日本文明まで

医療科学社

著者略歴

高田　純（たかだ・じゅん）

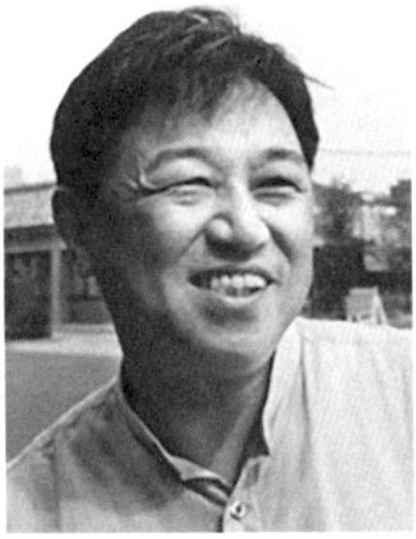

・札幌医科大学教授、理学博士。
大学院医学研究科放射線防護学、
医療人育成センター 物理学教室。

・放射線防護情報センターを主宰。
(http://rpic.jp)

・放射線防護医療研究会代表世話人。

・日本シルクロード科学倶楽部会長。

・弘前大学理学部物理学科卒。
広島大学大学院理学研究科（核実験）博士課程前期修了、同課程後期中退。

・鐘淵化学工業中央研究所、シカゴ大学ジェームス・フランク研究所、京都大学化学研究所、イオン工学研究所、広島大学原爆放射線医科学研究所、京都大学原子炉実験所を経て、2004年より、現職。

・第19期日本学術会議研究連絡委員。

・鐘淵化学工業技術振興特別賞、未踏科学技術協会高木賞、アパグループ「真の近現代史観」懸賞論文最優秀藤誠志賞を受賞。

・日本保健物理学会、日本放射線影響学会会員。

・著書に『誇りある日本文明』(青林堂)、『世界の放射線被曝地調査』(講談社ブルーバックス・医療科学社復刊)、『東京に核兵器テロ！』（講談社)、『核爆発災害』（中公新書・医療科学社復刊)、『核と刀』（明成社)、『放射線防護の基礎知識―福島第一原発事故に学ぶ』(イーグルパブリシング)、『核災害からの復興』『核災害に対する放射線防護』『核と放射線の物理』『お母さんのための放射線防護知識』『医療人のための放射線防護学』『核エネルギーと地震』『中国の核実験』『核の砂漠とシルクロード観光のリスク』『ソ連の核兵器開発に学ぶ放射線防護』『福島　嘘と真実』『人は放射線なしに生きられない』『シルクロードの今昔』『21世紀 人類は核を制す』『放射線ゼロの危険』『核爆発災害』『決定版 福島の放射線衛生調査』（以上、放射線防護学入門シリーズ、医療科学社）など。

はじめに

東京に生まれ、小学生時代、手塚治虫の漫画「鉄腕アトム」を見て育った純ちゃん。昭和三十九年の東京オリンピックの甲州街道を走るマラソンに興奮し、自ら走っていました。裸足で走るアベベに驚き、そして、円谷を応援した。

その頃から始めた伝書鳩の飼育は、中学生まで続き、大人たちと、鳩レースを競いました。

病気になった鳩に時々、子供獣医さんにもなりました。鳩の飼い方は、本から独学し、レースの仕方は近所の鳩飼のお兄さんたちから教わりました。

朝夕の放鳩。餌やり、小屋の掃除。日曜には、籠に入れて、自転車で多摩川まで走り、帰巣訓練。ついでに、川遊びし、泳いだり、亀や魚とりをして遊んでいました。

学校の勉強をしないで、趣味に夢中になった少年は、ある時、勉強に目覚め、カトリック系の高専の電気工学科へ進学。

今度は、数学や物理学を夢中で独学。日本最初のノーベル物理学賞となった湯川秀樹の中間子論の本を神田神保町の本屋で見つけ、読みました。ガモフ全集を読み、物質とは何か、宇宙とは何か、天地創造の神さまをも、四六時中考える高専時代。

そんな青年が、物理学者になって世界を巡りました。北海道公立医科大学の物理学教授になってからの出来事が、本書二十五編のエッセイです。

十六世紀に生まれたガリレオ・ガリレイは古典物理学を作る初期の学者です。地球を中心とする中世のキリスト教世界観に反し、地動説を唱え、宗教裁判にかけられました。

「それでも地球は廻る」

当時、魔女狩りなどと言って、多くの無実の人々が、火あぶりの処刑となっています。

二十一世紀の日本にも、福島の放射線について、科学を排除して、迷信が吹き荒れました。無理な搬送で亡くなった医療弱者、自殺する人たち、殺処分された多数の家畜たち。故郷を奪われた人たち。

事業仕分けにおける「スパコンの性能は二位じゃだめなんですか？」と言って、スーパーコンピュータ開発の見直しや、「いつ起こるかわからない大洪水の対策に大規模な堤防を造るのは無駄ではないか」と言って、見直された公共事業費の仕分けを、当時の民主党政権はしていました。

その政権下で、反科学のヒステリーとなって、ある人たちは、第一線の科学者たちに罵声を浴びせたのです。

二十一世紀の日本で、「ガリレオ裁判」が繰り返されました。科学立国として情けないことです。

一方、一九九二年、ローマ教皇ヨハネ・パウロ二世は、ガリレオ裁判が誤りであったことを認め、ガリレオに謝罪しました。ガリレオの死去から実に三五十年後のことです。

茶道コンサルタントで、勤皇の系譜となる書を収集し、生涯のご研究とされた白石念舟先生とは、シルクロードの科学支援で一緒に取り組みました。福島の人道科学支援では、「純ちゃんの話を聞いたら」ではじまる応援歌「心配ないよ、福島は」の詩を作成してくださりました。本書の副題は、そうした経緯があります。

本書のエッセイは、北朝鮮の核武装、テロ対策、中央アジアでのチャイナの蛮行、福島の放射線にかかわる核防護論から、北海道の自然、温泉、遺跡を巡りながら調査した日本文明論にまで及んでいます。

本州の人たちにとって、北海道は観光や移住を引き付ける魅惑の島。光は北へと新幹線も延伸されています。太古の北海道について意外な事実を突きとめた「誇りある日本文明」につながる物理学者の休日が、皆さまの参考になれば幸いです。

ガリレオの休日　ブルーリバー　目次

目　次

目　次

第一話　ブルーリバー

私たちが広島から北海道に移住したのは、平成十六（二〇〇四）年一月末。その時、大学院生時代と助教授時代にお世話になった[注]広島大学原爆放射能医学研究所を去りました。

札幌医科大学医学部から二月一日に着任との要請が十二月にあり、慌てました。その月に三週間のフランス緊急被曝医療の調査から帰国し、それを知ったのです。土産のブランデーを楽しむ暇もなく、大急ぎで引っ越しの支度になりました。当初四月一日着任と勝手に予想していたのが、完全に外れたのです。

注：昭和三十六年四月　原爆放射能医学研究所設置
平成　十四年四月　研究所の名称を「原爆放射線医科学研究所」に改称

真冬の日本海フェリー

家財を業者のトラックに積み込んだ翌朝、妻と愛犬ナナの三人で、札幌に向けて、ギャランで出発しました。真冬の雪中のドライブは初体験です。冬用のスタッドレスタイヤに履き替え、そして、念のためタイヤチェーンをトランクに詰め込みました。このルートは、神戸時代の夏休み、家族旅行で経験積みですが、今回は最も厳しい季節です。山陽、阪神、名神、北陸と高速自動車道を乗り継ぎ、一気に敦賀港に走りました。そこで、夜半まで待って、フェリーに乗り込みます。

船は、日本海の時化で激しく揺れました。楽しみにしていた大浴場に入れません。レストランはずっと閉店で、おにぎり弁当です。船酔いでダウンした妻と船底のケージに入ったナナの世話をしながら三十時間の航海でした。小樽港に到着したのは、未明の四時です。

厳冬の北海道ドライブは暗い中、こうして札幌に向かう小樽から始まりました。一家の一大事と悟ったのか、柴犬ナナは後部座席で低姿勢に構え真剣です。

新居はクリスマスの頃、札幌に来て契約した一戸建です。自宅玄関から門までの数メートルの通路と車庫前の除雪が日課です。通勤は地下鉄東西線なので、南方から来た私でも問題はありませんでした。

しかし、二月の週末に走って分かったことは、本州仕様の前輪駆動車では、車が横滑りするのでかなり危険だということです。吹雪のなか、前方からくる大型ダンプカーにぶつかりそうになりました。以来、雪解けの春までは、遠出のドライブをあきらめました。

幌内経由で富良野へ

四月は落葉した野山の木々に新芽も開かず光景は茶色です。山々の上に残雪がありますが、美しいとはお世辞にも言えません。

五月の連休にもなると梅と桜が同時に開花し、山も緑を増します。札幌市内には、リラの花が咲き、とても良い香りに満ちます。夕食後の散歩も楽しくなります。

最初の遠出として企画したのは、やはり、北海道の中心部に位置する富良野《ふらの》と美瑛《びえい》でした。札幌から北東方向に二〜三時間のドライブです。

倉本聰脚本のテレビドラマ「北の国から」で、富良野は全国的に有名です。私も二回ほど見ていました。さらに、札幌赴任直後に、美瑛の窯元で修行する青年が主人公となる新番組が放送されていたのです。そこで迷うことなく、その方面へ向かいました。今もそうですが、四季折々に訪れます。「森の時計はゆっくり時を刻む」、私たちの週末を過ごす場所です。

北海道で最初に開発された炭鉱で、最初に敷かれた小樽からの鉄道の終点である幌内、今の三笠市を経由します。私の父は、その幌内で生まれています。曾祖父の高田伝十郎が岐阜県浅木から、幌内の集治監の職員として移住しました。その息子が金沢から移住し炭鉱を開いた徳田家の娘を嫁にしました。今、従弟たちは皆、札幌に暮らしています。

私は東京品川で、静岡県清水の杉山家の次女ヒサコと幌内生まれの誠司との間で生まれました。最初に北海道を訪れたのは、小学一年生の夏休みです。その後、小六、大学四年、そして結婚後の家族旅行の計四回、北海道に来ていました。よもや、医科大の物理学教授として移住するとは、親も親戚も思いもよらないことです。

妻のみどりも、北海道に縁があります。父親が自衛官のため、千歳空港に近い恵庭市に、小中学校時代暮らしています。中学三年生の時、札幌冬季オリンピックの直前に、青森の母方の実家へ単身で移動。子供時代の北海道の暮らしには、とても良い思い出があると言う。だから、私の札幌赴任には、最終的に賛成してくれました。

さて、私たちのドライブは、幌内、三笠を過ぎて、山間部を縫うように進む。最後、富良野盆地に出ました。正面に活火山で標高二千七十七メートルの十勝岳連峰が聳えます。大雪山国立公園の中にあり、十勝岳は日本百名山の一つです。襟裳《えりも》岬から稚内を結ぶ北海道を南北に縦断する尾根の中心がこの辺りです。

五十万年前の大規模な火山活動で、現在のこの地の山々がおおよそ形成されました。その後十勝火山群は休息期に入りましたが、一万年前に活動を再開しています。美瑛富士などの成層火山の形成に始まり、ついで十勝岳に新火口を開きました。二千二百年前には十勝岳北西山麓の白金《しろがね》温泉にまで到達する大規模な火砕流と溶岩流を発生させました。

歴史に記録された十勝岳の主な噴火は、一八五七年（安政四年）、一八八七年（明治二十年）、一九二六年（死者行方不明百四十六名）、一九六二年（死者行方不明五名）一九八八〜一九八九年（美瑛町、上富良野町の住民約三百名が一時避難）。こうした活発な火山活動のリスク回避のため、地元には監視所と避難場所の配置、砂防事業が行われています。一方で、この地下のマグマと豊富な雪解けの地下水により、私たちにとっての恵みとなる温泉も豊富に湧き出ています。温泉と火山は同居しているのです。

農業の芸術、美瑛の丘

美しい自然環境にある盆地では活発で広大な農業が営まれています。南富良野の大玉スイカ、中富良野の赤肉メロン、そして北側に位置する美瑛のジャガイモ。あの有名なポテトチップスのイモの原産地です。

丘の上にトラクターで描かれた幾重ものパッチワークは、大自然のなかの絵画そのものので、見る人を本当に和ませます。ジャガイモの小さな紫の花、小麦の穂、それら多数の平行線が湾曲した丘の面に浮かび上がる幾何学模様は農業の生きた芸術作品です。さらに丘の上に真っ直ぐ立つポプラは、程よいアクセントを作り出し、人たちを引き寄せています。この生命のエネルギーを一番感じるのは六月から八月の夏です。

美瑛の町から南東にまっすぐの道を山に向かって走ります。畑地帯も終わると、そこは原生林。白樺の森の中を、美瑛富士を正面に眺めながら進むと、ドラマの中で青年が修行する実在の窯元のギャラリーがあります。金属を表面に溶かした味わいのある深い茶褐色のコーヒーカップが人気です。近くには白樺に囲まれた幻想的な青い池がありま す。

その先が十勝岳連峰の麓に位置する白金温泉です。三〜四軒の温泉宿が静かに営業しています。黄土色に濁った天然温泉かけ流しです。蝦夷鹿《えぞしか》、テンのいる森のなか、一夜

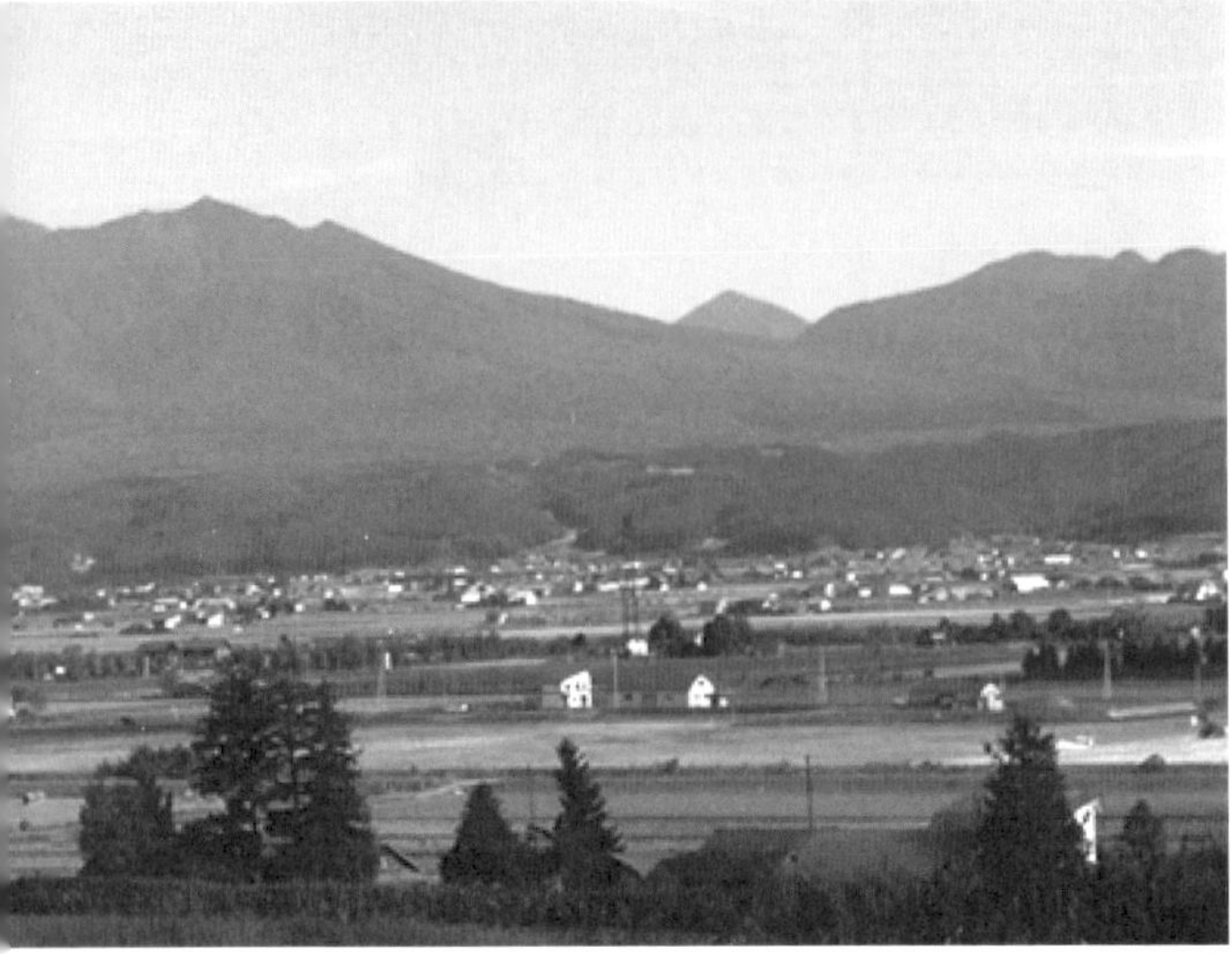

をのんびり過ごし、一週間の疲れを癒します。
七月の週末、野鳥を見ながら朝食。そして近くのつり橋へ散歩します。噴煙を少しだけ上げる十勝岳の地下水が、眼前の落差三十メートルの断崖に幾筋もの水流となり、白髭のようになった滝が現れます。下を覗くと、青白い川になっています。振り返ると、ブルーリバーが遠く美瑛の町へ向かっていました。

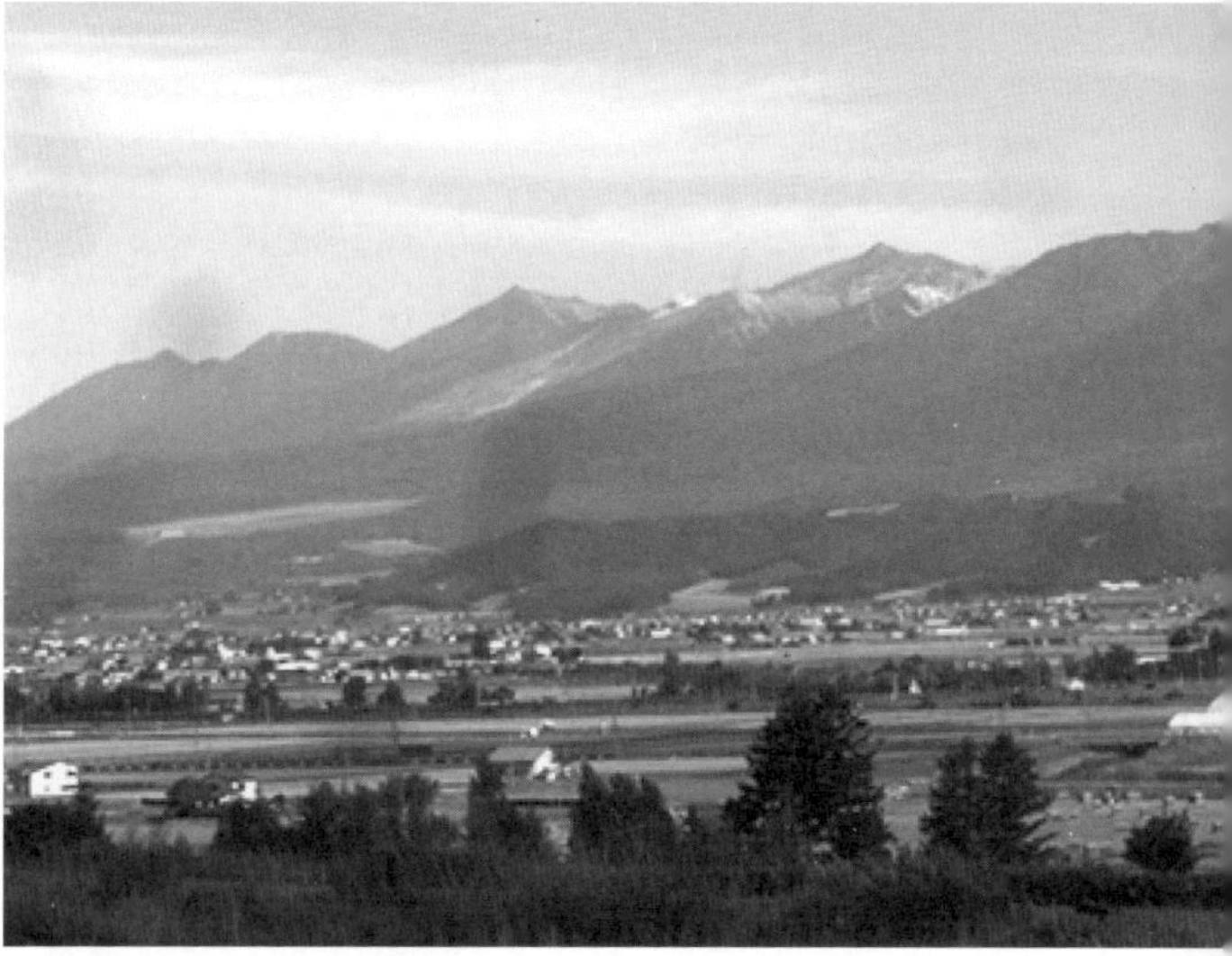

十勝岳連峰が聳える富良野盆地

第二話　命日

　アメリカ合衆国の中枢がジェット旅客機で自爆攻撃される同時多発テロが二〇〇一年九月十一日にあった。ニューヨーク摩天楼世界貿易センタービルが、上層階で火だるまになって崩壊。そして同日、国防総省ペンタゴンにテロリストに乗っ取られた旅客機が激突した。これは映画ではない、世界の現実である。

　このニュースを見て私は、核兵器テロ発生のリスクを直感した。ソ連崩壊の混乱期に、複数の核弾頭が行方不明になっている。核兵器が水面下で開発製造され、密売の危険もある。北朝鮮のリスクは、まさにこれだ。

小型のクレータ核爆発跡の調査

　専門家として私は、核兵器テロの被害予測や防護研究を開始すべきと考え、同時多発テロのあった同月二十五日、カザフスタンにある旧ソ連核実験場内での地表核爆発地点で予備調査をした。カザフスタンでの線量調査は、一九九五年以来の継続であるが、目的は、実験場外の公衆の線量評価にあった。二十五日初めて、爆発地グランドゼロの線量調査になった。都市内部で地表核爆発があった場合の被害を予測することが第一歩になる。

　その九月のカザフスタン実験場入場の危機管理は、例年になく厳重で、核実験場に入る許可を得るのに、五時間を要した。私は、一九四九年八月二十九日ソ連最初の核爆発地点に行った。それは二度目である。威力がＴＮＴ火薬換算で二十二キロトンのプルトニウム爆弾が地表から三十八メートルの高さで爆発した。調査時は爆発五十二年後で、グランドゼロの線量率最大値は、毎時二十マイクロシーベルトである。顕著な放射能は、

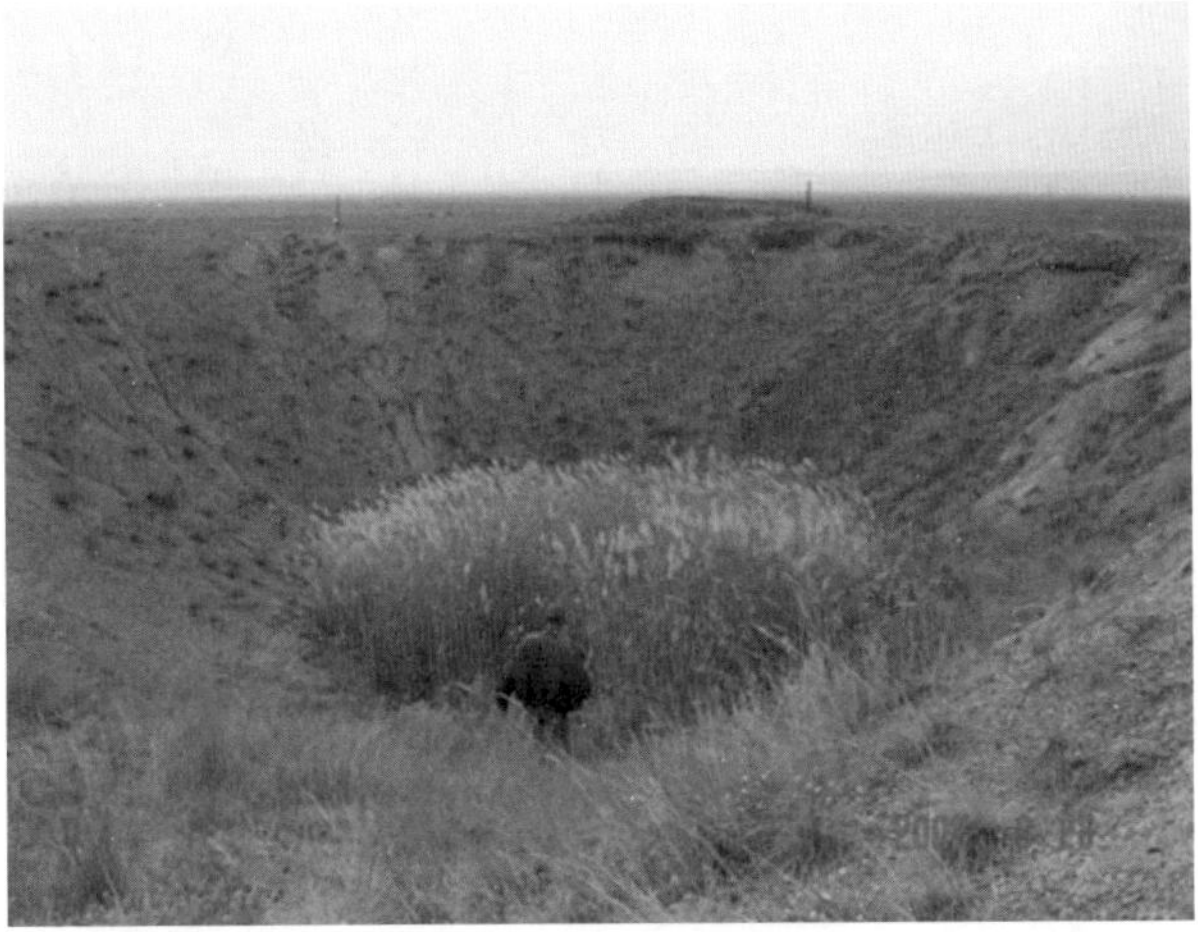

ソ連核実験場セミパラチンスク　小型核弾頭クレータ爆発跡調査

当時の風下一キロメートルに及んでいた。爆発翌日の放射線を推計すると、グランドゼロの最大値は毎時三シーベルトになる。

地表核爆発となる核兵器テロと、広島や長崎の空中核爆発との違いは、放射線災害の大きさにある。テロの場合は、爆心地周辺の衝撃波破壊と、周辺と風下の広範囲な放射線被害になり、しかも、核汚染が長期に残留するのだ。一方、空中核爆発は、熱線での火傷と火災、そして衝撃波による都市の破壊が主で、放射線災害に副次的になる。

スーツケースに入るくらい小さな核弾頭が既に開発されているらしい。そこで、本格的に、旧ソ連の核実験場の調査計画を立て、翌二〇〇二年、長崎大の大学院生を連れて、続いて現地調査に向かった。その際は、核センターのズマジリョフ氏の協力を得た。

ソ連最初の核爆発地点から南に約六キロメートルには、カザフスタン科学者が二〇〇一年に見つけた小さなクレータがある。そこへ行くと、直径が三十から六十メートルのクレータが四個あった。そのうちの二個が核汚染していた。

私たちは、そのひとつのクレータを詳細に調査した。カザフスタン人には謎のクレータであった。クレータの直径三十メートル、深さ五メートルから推定すると、核爆発はTNT換算で一キロトン未満とかなり小型である。クレータの淵で、ガンマ空間線量率は毎時一・五から三・〇マイクロシーベルトだが、アルファ線計数率は毎分二百とかなり高い。恐らく高レベルのプルトニウム汚染があるのだろう。その場で、セシウム137の汚染を測定したら、平方メータあたり、百万ベクレルだった。この値は、チェルノブイリから二七十キロメートル離れた、ロシア最大の汚染地ザボリエ村の値よりも多少低い程度である。濃縮ウランやプルトニウムで相当汚染しているようだ。

小型核兵器攻撃事態の被害予測

後日、この地点の砂を分析すると、プルトニウム239―240の濃度は一グラムの砂あたり五十七ベクレルと高濃度であった。この値は、筆者が一九九九年に調査した、一九五四年三月の米国一五メガトンの熱核爆発の影響を受けたロンゲラップ環礁北部のカベレ島の砂の値の百十四倍も高かった。

現場での昼食前に、何時もより念入りに手洗いをし、また何度もうがいを行った。この種の核汚染の状況を知らなかった私は、吸い込み防止のためのマスクを用意はしていなかった。だから、私たちはプルトニウムを吸い込んでしまったに違いない。

帰国後、こうした内部被曝検査の拠点でもある核燃料サイクル開発機構（現、日本原子力研究開発機構・核燃料サイクル工学研究所）に、尿分析を依頼した。意外にも、三十二％の濃縮ウランが検出された。核兵器用のウランでは九十％以上の濃縮（ウラン2

35）のはずだが、三十二％とは中途半端だ。調査の際に、水爆から飛散した劣化ウラン（ウラン238）を吸い込み、それで希釈されたのだろうか。

核兵器には通常プルトニウムを使用するのだが、何故濃縮ウランがその地にあるのか謎だ。この小型核兵器の特殊性に関係しているのかもしれない。一方、残念ながら、検出感度がウランよりも低いプルトニウムは、吸い込みから十日以上も経過した後では、分析できなかった。

二〇〇二年の核実験場調査の最大の成果は小型核弾頭の爆発実験跡の調査である。帰国後、ソ連の核実験年表を見ると、一九六一～一九六二年に、一キロトン以下の小型の実験をしていた。私たちは、それを見つけたのだった。ソ連は市街地への攻撃を目的に、小型の中性子爆弾を開発したと聞く。これらの小型核弾頭が、核の闇市に流出してテロに使用されたら、世界は地獄になる。

その後、私は、一キロトンの小型核弾頭を地表爆発した際の風下地域の線量を予測する計算をした。結果は、爆心地から三キロメートルまでの範囲が致死リスク、六キロメートルまでが急性放射線障害リスクとなった。これら現地調査および線量計算結果を、翌二〇〇三年、国内の学会で報告した。

国民保護策の検討　東京に核兵器テロ！

二〇〇四年二月に札幌医科大学に着任すると間もなく、講談社から、

「核兵器テロのテーマで、執筆できませんか」

と、私に電話があった。

「第一章を、東京を舞台にした核兵器テロのシミュレーションを小説にし、この種のテロの科学的背景を書きます」

と答えた。

その構成が了解され、翌三月、私は、小型核が炸裂する港区の米国大使館前のホテルに宿泊し、ロケハンする計画で準備した。

上京の前日、青森県で長い間闘病していた妻のお父さんが亡くなった。そこで、急遽、

行程を変更し、札幌から鉄道で出発し、葬儀に出席した。

妻の実家に一泊し、義父にお別れして、あわただしく、私は東京へ向かった。

想定するホテルの内部を見て回り、向かいの大使館を窓越しに見た。そして、警視庁が厳戒に警備する周辺を歩いた。編集部長も合流し、出版の打ち合わせとなった。

その後、二か月で執筆し、新刊『東京に核兵器テロ！』は七月に刊行となった。

これが専門家の執筆した世界で最初の核兵器テロに関する単行本である。災害規模の予測のみならず、防護法や、抑止の方法論も示した。しかも、官邸や羽田空港の警備上の弱点も、辛辣に指摘した。

出版した年の九月十一日直後、札幌医科大学の私の研究室へ総務省消防庁国民保護室長から電話が入った。

「高田先生の著書『東京に核兵器テロ！』を読み、その実践的な核テロ対策に感銘いたしました。是非とも、ご協力いただきたく、お電話させていただきました」。

私の放射線防護研究は、大規模核災害から公衆を護ることを目的としているので、

「全面的に協力します」

と、即答した。

翌十月に上京し、消防庁を訪れ、七時間に及ぶ会合となった。私の「対核テロリズム」のセミナーには、消防長官、内閣官房などが集った。そこで、著書に記した種々の方策を実行するために、防災隊員たちへの実践的放射線防護法の教育や、放射線防護計算機システムを核とした開発研究の具体策を提案した。

その後、官邸の周囲には頑丈な外壁が新たに建造され、および空港周辺の警備は厳重になった。そして、国民保護基本指針が策定された。

その晩遅く、ホテルにチェックインすると、妻から電話があった。

「春日井の父が亡くなった」

私は、翌朝、新幹線で、名古屋に向かった。

二〇〇一年に母がなくなり、その三年後である。父の故郷の医科大学に私が赴任した年の十月、国民保護室で、核兵器テロの科学を講義した日が命日となった。

第三話　松浦武四郎と天塩川

私の趣味は、休日に車を運転し遠出することです。美しい自然の中を走り、温泉に浸かる幸せ。心身ともに癒されます。

北海道ドライブコースをひとつだけ推薦するとしたら、私は北の三角です。大自然を満喫し、歴史を感じる旅になります。これは、移住して初めての道内二泊三日のドライブでした。気に入って、立ち寄り箇所を若干変えながら、毎年、繰り返しています。

稚内を上の頂点とする北の三角を右回りに海岸線の二辺を走ります。その景色が素晴らしい。左側通行の日本では、海岸線のより海に近い走行になります。晴れの日だと、まさに心が洗われます。空の青、海の藍が目に飛び込みます。

マガンのＶ字飛行編隊

第一日目は稚内に、そして二日目は東岸のサロマ湖畔あたりに宿泊。最終日は、三角の底辺となる内陸を西へ走り、層雲峡から旭川を経由して帰札します。

石狩から海辺の断崖の上を走る国道二三一、別名・鰊街道を北上。浜益《はまます》、雄冬岬《おふゆみさき》を抜けると大きな湾が広がる増毛の町。造り酒屋・国稀《くにまれ》があります。

警察官役の高倉健が主演した映画「駅　ＳＴＡＴＩＯＮ」で、連続警察官射殺犯〝指名二十二号〟の情婦を演じた倍賞千恵子が登場するシーンが、ここです。

大きな漁港の留萌の駅前で昼食のラーメンをすする。捩じり鉢巻の店主がつくる海栄の出汁は昆布で濃厚。口の中でとろけるチャーシューと煮卵が美味い。私が北海道で一番好きなラーメンです。毎年三回は立ち寄る。

その昔、鰊が大量にあがって、御殿も建った時代がありました。妻の母方の実家は下北に建つ鰊御殿です。小平に漁場をもっていて、昭和三十三年までは、こちらに来ていました。留萌の港のことも、みなよく知っています。だから、私たちにとって緑の深いドライブです。

その先はオロロン街道です。黒い鵜と白いカモメの合いの子のようなオロロン鳥が生息する天売《てうり》・焼尻《やぎしり》の島が街道から見えます。

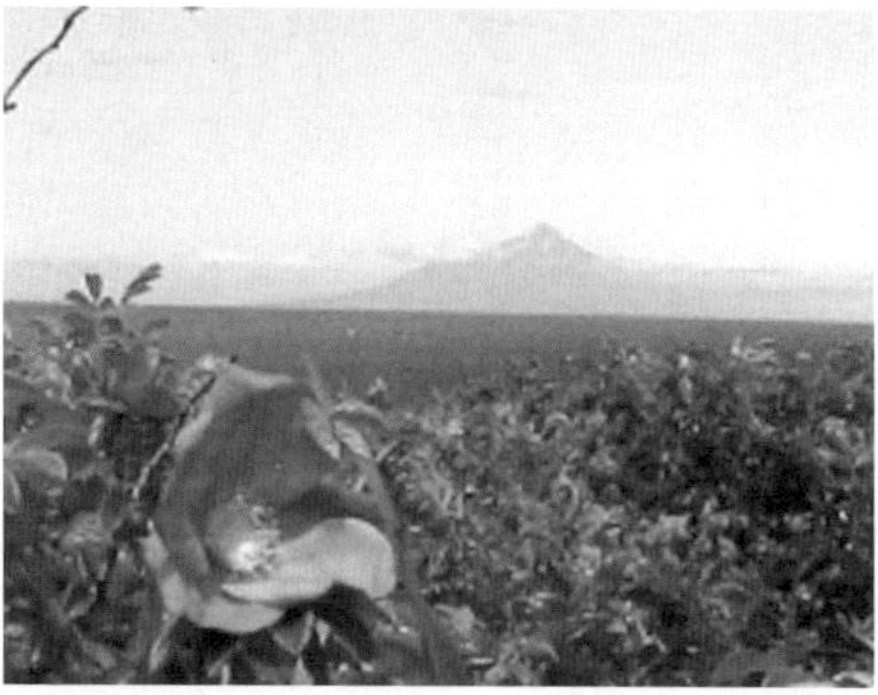

初山別から眺める利尻島

右手に緑の小高い山、左手に真っ青な海と水平線、その境界線を走ります。前方には海に切りたつ断崖を眺めます。信号で停止することはほとんどありません。車の数も少なく、大自然のなかをひたすら走ります。空にはぽっかりと真っ白な雲が浮かんでいます。

春ですと、遠いシベリアへ飛ぶV字編隊のマガンの影が時速六十キロメートルで、私たちと一緒に旅をします。

初山別《しょさんべつ》町の断崖の上には、赤と白の二色が塗られた灯台が建っています。周辺には、天文台とキャンプ場、そして温泉があります。その丘には浜ナスのピンクの花が咲き、甘い香りが漂います。空気の澄んだ午前中ならば、海越えに、薄ら雪を被った利尻《りしり》富士が見え、最高の休憩地です。

天塩日誌

さらに北上すると、海辺の町、天塩《てしお》町になります。シジミ貝やヒラメ漁で有名です。そこは北海道の名づけ親で、天塩日誌を残した幕末から明治新政府で活躍した探検家の松浦武四郎の縁の地です。彼が川岸の人たちと風物を調査した天塩川が日本海へ流れ込む河口の町。武四郎は北の三角の東西の二辺を何度も歩いています。

江戸時代の末期、文化十五年二月六日（一八一八年三月十二日）に伊勢の庄屋に、武四郎は生まれました。全国のことが知りたくて、十六歳になって、旅に出ました。二十歳で九州平戸の寺で住職となり文桂と名乗りました。しかし、両親がなくなり、伊勢に

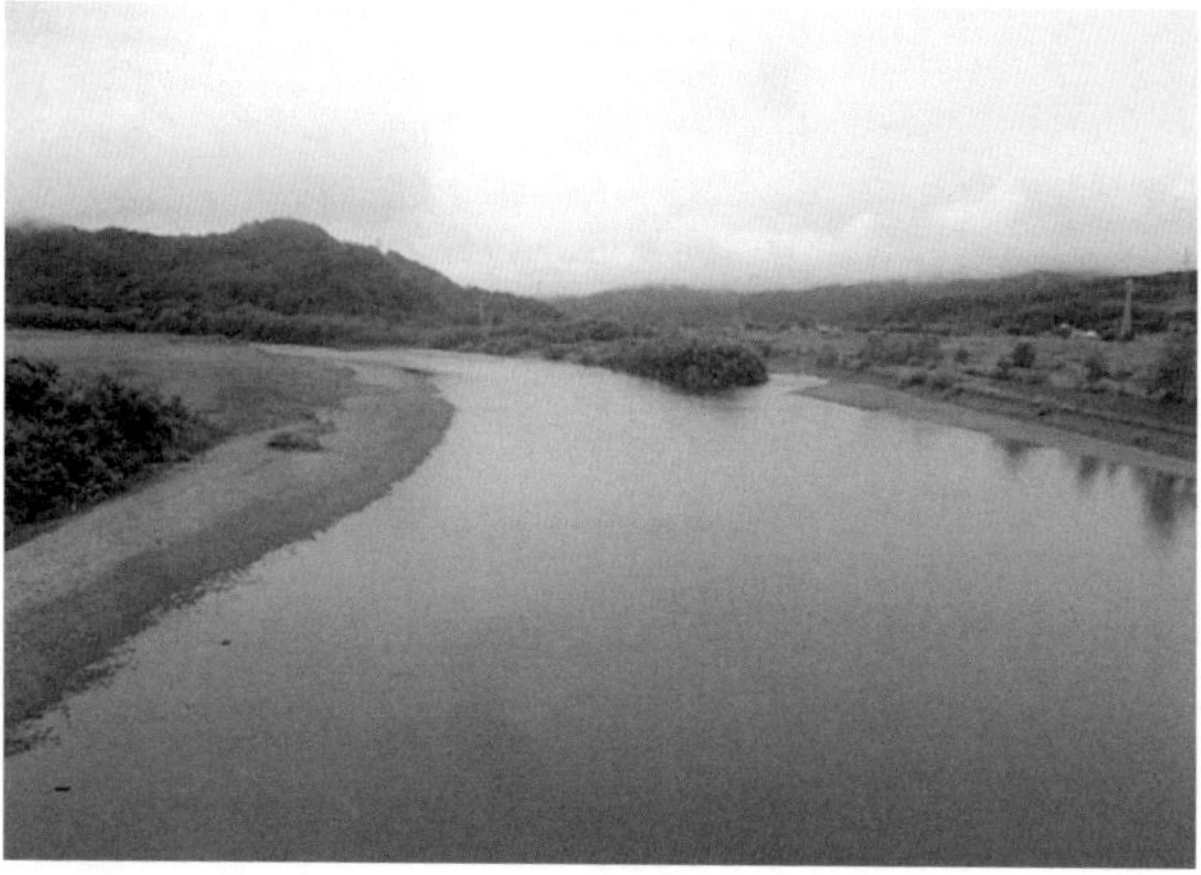

天塩川

戻り、二人の法要をしました。

お伊勢参りをしようとすると、外宮の役人に門前払いを受けました。坊主は入れないのです。われに返った武四郎は帰俗します。

アメリカからの黒船が浦和に来航し、ロシアがカムチャッカ半島から千島列島を南下し北方を襲撃することを耳にする時代でした。二十六歳の武四郎は、蝦夷地に行く決意をしました。一八四六年には樺太詰となった松前藩医・西川春庵の下僕として同行し、その探査は択捉島や樺太にまで及ぶことになります。彼の蝦夷地調査は全六回です。

地元民たちを雇い、協力を得て、次第に蝦

夷言葉をおぼえました。彼らの風習、暮らしぶりを理解していた武四郎は、多数の日誌を出版しています。こうして武四郎の名は知られるようになり、調査記録を江戸幕府へと献上したところ、その実績が認められ、幕府からお雇い役人として調査を行うことを命じられました。

武四郎の調査は、大変辛く険しいものだったはずです。蝦夷の人々と一緒に行動するなか、大自然の中で巧に生きる姿に心を動かされ、深く現地の文化に触れ、地元民からの信頼も厚くなっていったようです。蝦夷の人たちは、松前藩が管理する漁業で本州から来た場所請負人たちに苦しめられていました。武四郎は、窮状を理解し、できる限りの手助けをしました。それは幕府の方針と一致しています。蝦夷の人たちとともに、蝦夷地をロシアから守るというものでした。しかし、松前藩には恨まれました。

江戸幕府と明治政府の継続した努力がなければ、蝦夷地はとうの昔に、ロシアに侵略されたことでしょう。

北加伊道

明治二年（一八六九年）には開拓判官となり、蝦夷地に「北海道」の名を与えたほか蝦夷言葉の地名をもとに国名・郡名を選定しました。

北海道命名を思いついたのは、武四郎が天塩川の流域を、地元民と一緒に調査したときです。彼は天塩川を安政六年（一八五九年）に二十四日間におよぶ探検をしました。

その名は、天塩川流域、中川と音威子府《おといねっぷ》の途中で思いついたらしい。その地は、道庁が、命名の地として、記念碑を建てています。現地民から、「人間」という意味を持つ言葉を「カイ」と聞いたことが由来です。「北に住む人々の国」という意味を込めて、「北加伊道」。その後、東海道や西海道などの行政区分と統一するため、「北海道」となりました。

蝦夷地の他の地域では、人間を意味する言葉として「アイヌ」があります。すなわち、広大な土地の蝦夷地では、土地と土地で、多少言葉が違っていたのでしょう。集落どうしの戦いの歴史もあります。ただし、「カイ」と「アイヌ」の「アイ」は音が共通していますので、元は同じような気がします。大阪弁には、「ワイ」という言葉もあります。

私は、天塩川沿いのドライブが好きで、毎年のように走っています。大きな川で、武四郎は丸木舟で下っています。川には、キャビアで有名なチョウザメが沢山いて、舟に寄ってきて気味が悪かったと言う。

現在、この流域の美深《びふか》町では、チョウザメの養殖をして、温泉施設のレストランでフルコースを楽しめます。さらに上流の名寄町立博物館には、武四郎の資料が展示されています。大自然のなかに暮らす天塩川沿いの人たちの生活は、二十一世紀の今、武四郎の時代に比べて、各段に進化しています。白鳥米という米まで生産できています。

第四話　間宮林蔵と今

河口に近い天塩川に架かる橋を渡ると車はサロベツ原野を右手に沿岸すれすれに走ります。斜め前方四十キロメートル先に海越えの利尻富士が目に飛び込む。

武四郎たちが宗谷へ向かって歩いた道を、私は時速六十キロメートルで進む。札幌を朝、出発して、その日の午後に、この地を通過することになるのです。ときおり、キタキツネが草原を歩く。風が強いせいか、三十基ほどの風力発電機が一直線に並んでいます。

サロベツとは、蝦夷の言葉で、ザル・オ・ペッであり、湿原を流れる川の意味です。一万年前には、海につながる湖でした。植物が枯れ分解されないまま泥炭となって堆積して、七千年をへて今の湿原になりました。春と秋には多くの渡り鳥がくるラムサール条約の湿地です。夏には、黄色のエゾカンゾウ、紫のサワギキョウなどの花が咲いています。他では見られない光景が広がります。浜辺には、ハマナスの花が終わる頃、野イチゴが群生しています。環境省の湿原センターがあって、悠久の原野を勉強します。

お地蔵さまのある丘で、車を降りて、海越えに迫る利尻島を眺める。早春だと、雪化粧の利尻富士とのご対面です。

トドたちが群れる抜海《ばっかい》の岬を過ぎて沿岸をそのまま走ると、野寒布《のしゃっぷ》岬に到着。岬からは、利尻島が夕日の中に見えます。蝦夷鹿が草むらにいます。漁村の人たちと共存しているのです。

最北の防衛

岬には陸上自衛隊の基地があって、ロシア軍の侵攻を防いでいます。

裏手の丘の上は公園です。南極越冬隊に連れて行かれた樺太犬のタロとジロの銅像や、氷雪の門の碑が立っています。

第二次世界大戦終結直後、ロシア軍が樺太南部の日本領内に侵攻してきた事件がありました。昭和二十年（一九四五）八月十五日に日本のポツダム宣言受諾が布告されて、太平洋戦争は停戦に向かいました。しかし、樺太を含めてソ連軍は突然、日本領へ侵攻を開始し、日本軍と戦闘になりました。

樺太は、昭和の当時、北がソ連領、南が日本領でした。日ソ不可侵条約を一方的に破り、ソ連軍は日本へ侵攻してきたのです。

樺太での停戦は八月十九日以降に徐々に進んだものの、ソ連軍の上陸作戦による戦線が拡大しました。八月二十三日頃までに日本軍の主要部隊との停戦が成立し、八月二十五日の大泊占領をもって樺太の戦いは終わりました。

当時、南樺太には四十万人以上の日本の民間人が居住しており、ソ連軍侵攻後に北海道へ緊急疎開になりました。自力脱出者を含めて十万人が島外避難に成功しましたが、避難船三隻がソ連軍に攻撃され、約千七百名が死亡しています。これが三船殉難事件です。陸上でもソ連軍の無差別攻撃が行われ、約二千人の民間人が死亡しました。

一九四五年八月二十日、樺太真岡へのソ連軍侵攻に際し、真岡郵便電信局にて連絡業務のため、電話交換手の女性十二人が残留していました。そのうちの九人が青酸カリなどを用いて自決したのです。

一九六三年八月に樺太島民慰霊碑として本郷新の彫刻により、地元の樺太関係者の手で建立されました。高さ八メートルの望郷の門があり、中央には高さ二・四メートルの乙女の像があります。

その晩、私たちは稚内に宿泊しました。茶色のモール温泉に入ります。

明治時代の戦いと今

明治期、帝政ロシアは凍らない港の獲得を目指す南下政策をとりました。ユーラシア大陸の東端に拡大する陸軍力および海軍事力を背景に極東に及んだのです。

東アジアでは弱体化した清へ軍事力で侵攻し、一八五八年（アイグン条約）、一八六〇年（北京条約）、アムール河の北側の満州（東韃靼）をロシアは支配しました。そして、東を支配する意味の都市ウラジオストクをロシアは建設しています。十九世紀末に、ロシア海軍の太平洋艦隊の基地が置かれる軍港ができると、日本への軍事リスクが一機に高まりました。

一九〇四（明治三十七）年二月八日、日露戦争は勃発。『露国ニ対スル宣戦ノ詔勅』で、大韓帝国の保全が脅かされたことが日本の安全保障上の脅威となったことを戦争動機にあげています。

朝鮮半島がロシア領になれば、日本の平和がすぐに脅かされるのは、鎌倉時代の蒙古襲来と同じ原理であり、明治政府はリスクを十分理解していました。

遼東半島南端に位置する旅順にある丘陵の二百三高地は、ロシア海軍の基地のあった旅順港を巡る日露の争奪戦で、激戦となった。最終的に日本陸軍により、十二月五日に陥落した。旅順港に閉じ込められていたロシア太平洋艦隊は、帝国陸軍の砲撃も受けて壊滅。

司馬遼太郎の原作で、ＮＨＫが制作したＴＶドラマ「坂の上の雲」（平成二十一年）の二百三高地戦闘場面のロケは、サロベツ湿原の東、豊富の広大な牛の放牧地が利用されました。

日本海海戦で、ロシアが誇るバルチック艦隊は、帝国海軍により予想外の攻撃を受けることになりました。ロジェストヴェンスキー中将のバルチック艦隊は七か月に及んだ航海の末、日本近海に到達、一九〇四年五月二十七日、対馬沖で、東郷平八郎大将の連合艦隊と激突しました。

十三時五十五分、両艦隊が十二キロメートルに接近した時に、東郷指令長官はＺ旗を掲げます。

「皇国ノ興廃、コノ一戦ニ在リ。各員一層奮励努力セヨ」

十四時二分、三笠は左舷取舵を行い、針路を南西にとり、連合艦隊第一戦隊はバルチック艦隊に対して間隔約六キロメートルのほぼ完全な反航路（平行すれ違い）になります。

十四時五分、距離八キロメートル、東郷は、バルチック艦隊先頭を圧迫する隊形となるよう第一戦隊に左舷取舵約百五十度の逐次回頭を指示しました。先頭をいく三笠は「敵前大回頭」（トーゴー・ターン）を始めた。

五月二十九日にまでわたるこの海戦でバルチック艦隊はその艦艇のほとんどを失ったのでした。バルチック艦隊の艦船の損害は沈没二十一隻、被拿捕六隻、中立国に抑留されたもの六隻で、兵員の損害は戦死四千八百三十名、捕虜六千百六名。捕虜にはロジェストヴェンスキーとネボガトフの両提督が含まれます。日本側連合艦隊の損失は水雷艇三隻沈没のみ、戦死百十七名、戦傷五百八十三名と軽微であり、日本の一方的な圧勝でした。この結果、日本側の制海権が確定しました。

日本の勝利を背景に、日露間の講和条約は、アメリカ合衆国大統領セオドア・ルーズベルトの斡旋により、一九〇五年（明治三八年）九月四日（日本時間五日）、アメリカ東部の港湾都市ポーツマス近郊のポーツマス海軍造船所において、日本全権小村寿太郎（外務大臣）とロシア全権セルゲイ・Y・ウィッテの間で調印されました。

次の条約です。


一．日本の朝鮮半島に於ける優越権を認める。

二．日露両国の軍隊は、鉄道警備隊を除いて満州から撤退する。

三．ロシアは樺太の北緯五十度以南の領土を永久に日本へ譲渡する。

四．ロシアは東清鉄道の内、旅順―長春間の南満洲支線と、付属地の炭鉱の租借権を日本へ譲渡する。

五．ロシアは関東州（旅順・大連を含む遼東半島南端部）の租借権を日本へ譲渡する。

六．ロシアは沿海州沿岸の漁業権を日本人に与える。


「ロシア有利」と予想していた欧米列強は、バルチック艦隊を壊滅させた日本の海軍力に驚愕しました。綿密な作戦と統率のとれた艦隊行動をとった日本側の勝利でした。

明治の戦いで日本がもし敗れていたなら、朝鮮半島は今、ロシア領になっていたでしょう。

宗谷岬から眺める樺太

さて翌日、稚内の港から海岸線を東に、私は宗谷岬に向かって走りました。途中、白鳥の中継地となる大沼に立ち寄ります。

野鳥観察館があって、白鳥などの渡りの資料の勉強ができます。日本では、餌やりなどして、渡り鳥と人たちが仲良く共存しています。

国境のない渡り鳥たちは、夏季にシベリア、冬季に日本列島で平和に暮らしています。

宗谷岬の手前、西三キロメートルの珊内《さんない》

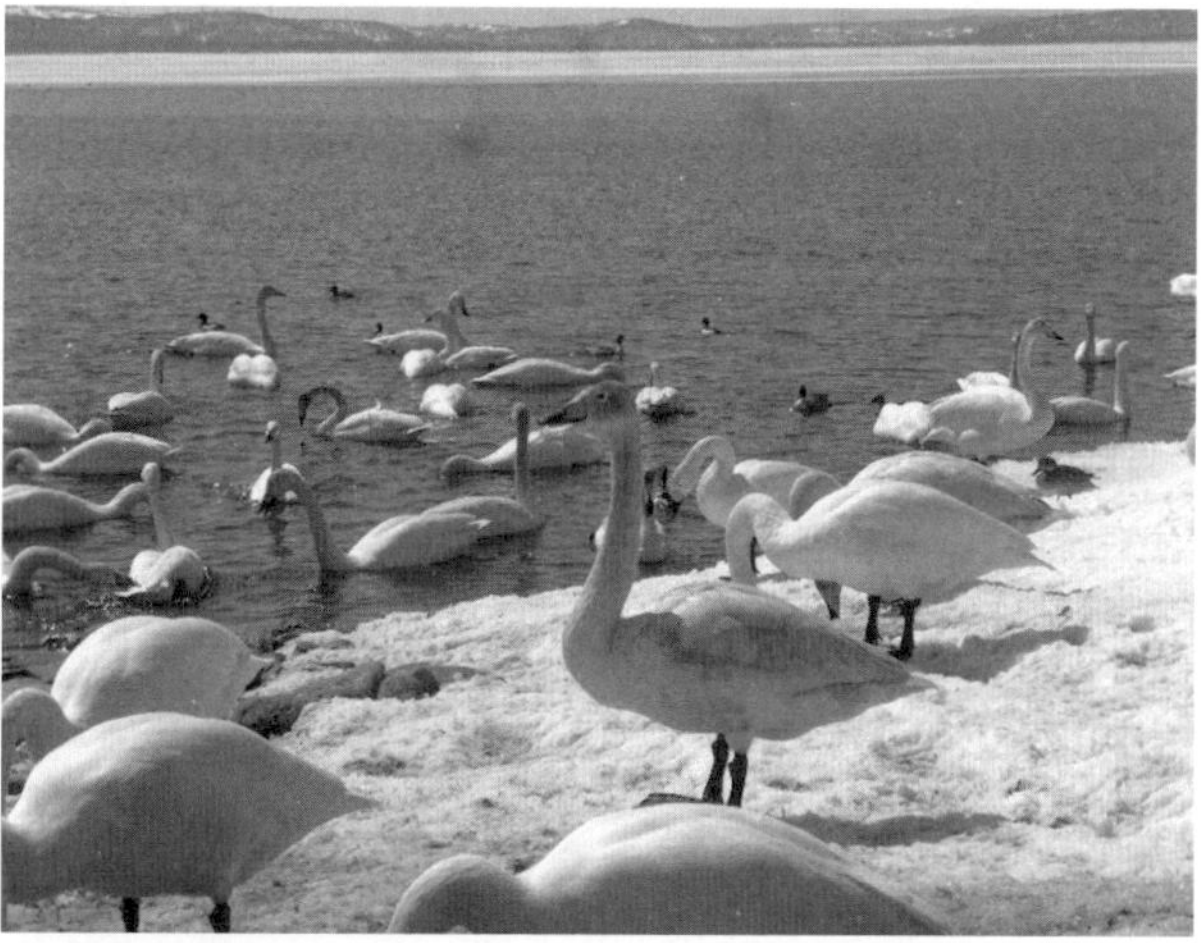

稚内大沼で中継する白鳥たち

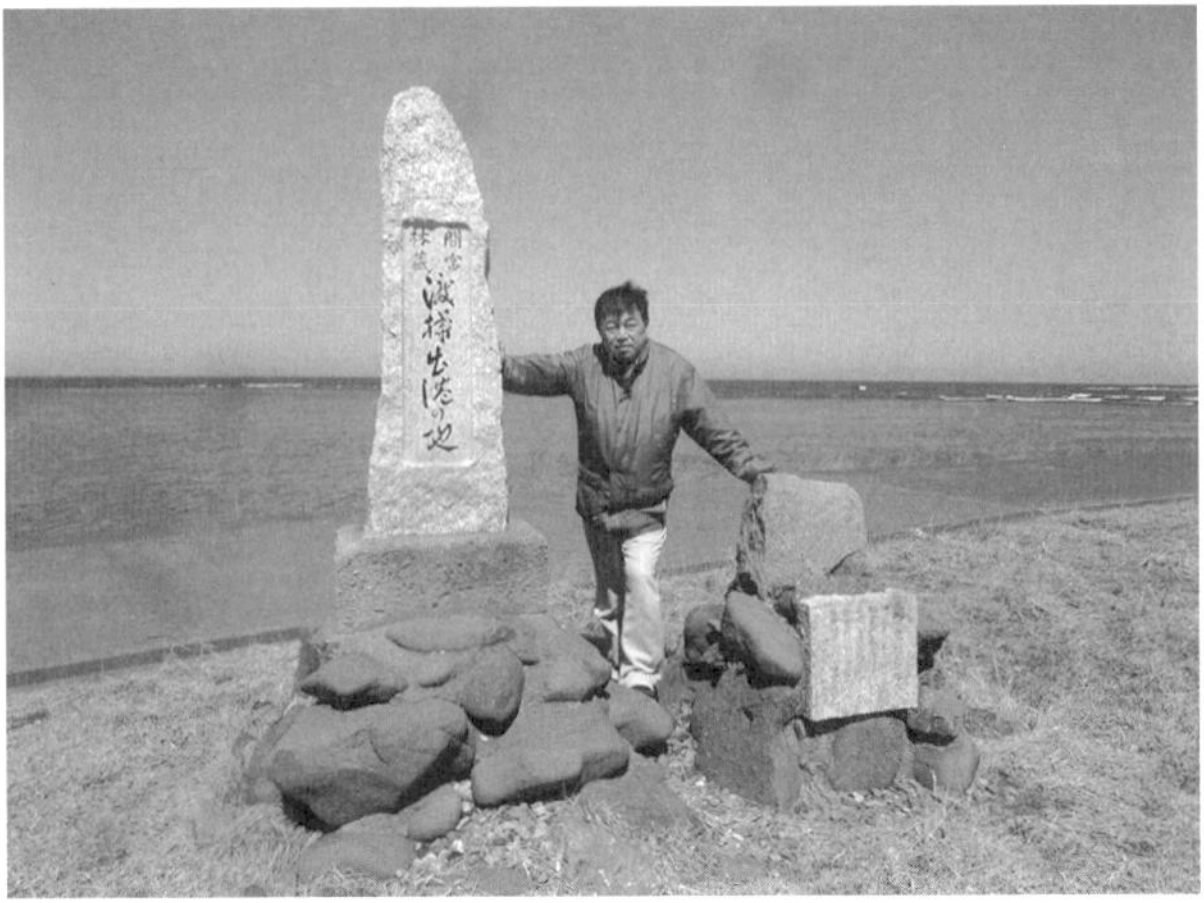

宗谷にある間宮林蔵の渡樺太記念碑

の海岸には、幕末に樺太と西対岸の満州を単独調査した間宮林蔵の偉業をたたえる、現地の人たちによる記念石碑があります。江戸時代、その地から、樺太へ渡っていたのです。

林蔵は、幕府の命により、二度、宗谷から樺太へ渡っています。最初が、文化五（一八〇八）年四月十三日、この時は松田伝十郎と二人でした。二度目は、単独で、一八〇八年七月十三日。危険を伴う困難な調査でした。

さて、林蔵は、樺太北部の西岸から、対岸の大陸の東韃靼（満州）の地に、現地民の協力を得て、渡りました。その地域にはロシアは全く入らず、影響を及ぼしていないことを確認しました。蝦夷地と北蝦夷（樺太）の正確な地図の作成と間宮海峡を発見したことが有名ですが、当時の国防としての林蔵の成果は大きなものでした。（拙著『誇りある日本文明』青林堂、二〇一七年）

ちなみに、私は、一九九七年十月に、青森空港からハバロフスクに飛びました。そこから、飛行機を乗り継ぎ、さらに北シベリアのロシアに侵略されたサハ共和国を調査しています。

翌年三月に二度目に、資源開発のために地下核爆発のあったテヤ村に最初に来た外国人として歓迎されました。その村は、モンゴル人たちが暮らしています。ジンギスカンのシベリア遠征の末裔でした。

宗谷岬の丘にのぼると、ロシアに占領された樺太が見えます。昭和二十年以後の状況は依然、変わっていません。樺太が、ロシア領である状況が続いています。二十一世紀の今、宗谷海峡には国境があるのです。

第五話　一九八六年の衝撃

　クリスマスも終わった一九八五年末、私はシカゴに到着した。風が強く、寒かった。世界で最初にウランの核分裂連鎖反応の実験を成功させたシカゴ大学に留学するためである。

　一九四二年十二月二日、実験用原子炉シカゴ・パイル一号が臨界に達した。広島原爆の源流となった、その実験を指導したエンリコ・フェルミの名のついた研究所と隣接するジェームス・フランク研究所に、私は所属した。非晶質半導体の人工超格子をドイツ人のヘルムト・フリッチェ教授のもとで、研究することになっていた。

　私が取りあえず入居したのは留学生たちが利用する国際寮だった。ベッドと机があるだけの小さな部屋には、警察への直通電話機があった。緊急時用である。学内でもレイプや殺人事件が起きるという。大学の町ハイドパークはシカゴ市の南端にあって、市警察の他に、大学警察があって巡回している。各所に警察直通の電話機が設置されていた。

シカゴは、十九世紀後半から二十世紀中頃まで、アメリカ国内における鉄道・航空・海運の拠点として、また五大湖工業地帯の中心として発展したが、ギャング・アルカポネでも有名である。

故に私自身、行動には最大限気をつけた。

そんな矢先、一橋大学から来た日本人留学生の死体が、早朝、背骨が折れた状態で寮の近くで見つかった。ジョギングに出ていたらしい。希望に胸を膨らませ、多数のノーベル賞科学者を輩出している全米でも有数なシカゴ大学に来てまもなく死亡するなどというリスクを誰が予想したであろう。

私は間もなくミシガン湖畔にある築九十年の十階建ての古いアパートを見つけた。日系人のヤスタケ夫妻の紹介である。このアパートには、代々の日本人留学生たちが暮らしている。今でも、当時知り合った人たちと交流している。京都大学医学部から来ていた現東北大学の福本学教授も、このアパートに、ご家族で暮らしていた。

斜め向かいが市長の住むアパートで、常時、市警のパトカーが横付けされており、安心感があった。湖が正面に見える八階のツーベッドルームを借りることができた。三月に妻と二人の子供たちを、そこに迎えた。四歳の息子は、近くの幼稚園に通わせると、まもなく、ネイティブのような英語を話した。

一九八六年一月二十八日、スペース・シャトルチャレンジャー号が、打ち上げから七十三秒後に爆発し、七名の乗員が死亡する事故が報じられ、全米が騒然となった。日系アメリカ人宇宙飛行士のエリソン・ショージ・オニヅカ（鬼塚承次）さんも、搭乗しており、日本にも悲報が伝えられた。

しかし、レーガン大統領はすぐに「この悲劇の原因を究明するが、私たちの挑戦は継続する」と言い切った。アメリカの科学の力強さの背景を、この時、私は感じた。

話題を研究に戻そう。私を指導するフリッチェ教授は、戦後ドイツからアメリカに移住した。戦中、世界最高水準の科学にあったドイツ科学者はアメリカの科学界で信用されていたが、フリッチェ教授は「今は、日本人科学者の時代だ」と持ち上げた。シカゴ大学には現職の物理学部教授として素粒子論の南部陽一郎先生がいて、二〇〇八年にノーベル物理学賞を受賞された。

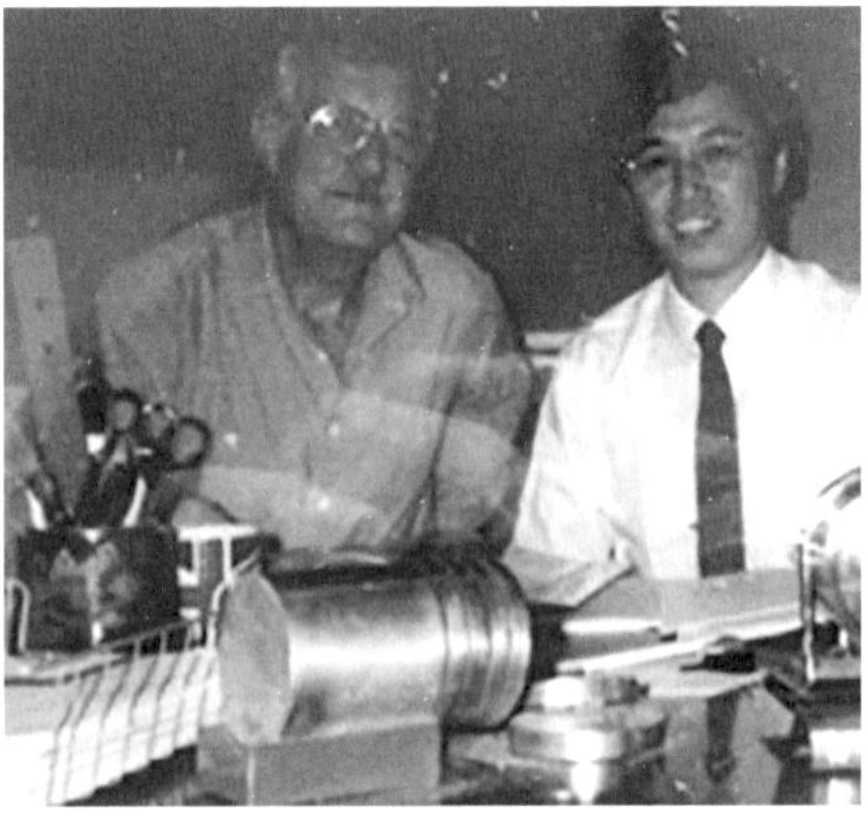
フリッチェ教授（左）と著者　1986 年シカゴ大学ジェームス・フランク研究所にて

私は、導入するガスを交互に切り替えて、プラズマ状態から半導体超格子を制作する研究を行った。装置の心臓部はフリッチェ教授の素敵なアイデアにより小型化している。彼の図面をもとに、それは、研究所の機械作製課でドイツ人技師により作られた。

私は数か月かけて、ガスの配管を中心に装置全体を組み立てた。そして最初のドーピング超格子を形成した。この研究から三論文ができて、アメリカ物理学会のフィジカル・レビュー誌から出版された。

原子数層からなる薄膜の形成の研究のアイデアで、太陽電池の熱劣化を抑える技術を、私は一九八四年に発明していた。米国から帰国してまもなく、この種の研究を、クラスターイオンビーム法で、有機と無機からなる人工超格子作製に発展させた。

これが一九九四年、未踏科学技術協会の第一回高木賞となった。この時代が、私の放射線の陽の側面を研究した時代だった。

四月二十六日、冷戦下、アメリカと対峙する共産党独裁のソ連（現ロシア）のチェルノブイリで原子炉が崩壊する事故のニュースが流れた。ウクライナの首都キエフの北にある旧ソ連邦チェルノブイリ原子力発電所の四号黒鉛炉の爆発である。兵器用のプルトニウムの製造に黒鉛炉を使用するが、ソ連は、それを発電に転用した。

前日の二十五日から職員たちが黒鉛炉の安全性に関する試験を実施しており、緊急冷却装置のスイッチが、切られた状態で運転が続けられた。日付が変わり、午前一時二十三分四十秒、暴走した原子炉の制御を回復させようとした全ての試みが失敗し、調節棒、安全制御棒を炉心に差し込み始めたが、途中で停止してしまった。そして一時二十四分の爆発となった。

その後九日間にわたり爆発を繰り返し、放射能の環境への漏えいを防止する建屋構造・格納容器のないソ連の原子炉からは多量の放射性物質が放出されてしまった。その放射能の量は広島原爆のおよそ五百個分（2エクサベクレル）と莫大であった。

消防士たちは原子炉近傍の屋上で、隣接する三号原子炉への延焼防止と、発電所内のディーゼル燃料やガスタンクの燃焼防止を目標とした消火活動をした。

その際、隊員たちは、個人用の放射線防護装置や線量計を身につけていなかった。その上、ベータ線から皮膚の被曝を守るためのきめの細かい防水加工の服や呼吸器を守るマスクがなかった。すなわち無防備の状態で、「核の地獄」に送り出され、三十人が急性死亡した。

この事故は、物理的な放射性物質の全地球的拡散ばかりでなく、世界中に恐怖の連鎖反応を惹き起こした。

物理的・医学的にはいかなる影響を与えたのだろうか。その環境影響・人体影響の質的・量的な理解には、その後、実に十年以上の調査・研究を要した。

広島大原爆放射能医学研究所から、チェルノブイリからの放射性フォールアウトが日本へも届いているとの手紙を、シカゴで受け取った。しかし、まさか、その後母校へ戻り、自らが調査をすることになるとは思いもしなかった。

第六話　十年後 ひまわりの舞台

チェルノブイリ黒鉛炉事故に加えて、同じ一九八六年に発見された高温超電導酸化物も、世界に衝撃を与えた。その秋、ニューヨークで開催されたアメリカ物理学会で、その研究報告がオールナイトで行われ、その現場に私も赴いた。それまで、絶対温度十度以下で、電気抵抗がゼロだったのが、九十度の高温で超電導状態になる物質が合成されたのである。

シカゴ大学での研究を終え、翌年五月に帰国した。日本の材料研究も、高温超電導でフィーバー状態にあった。神戸に家族を置いて、私は単身、京都大学化学研究所の坂東尚周教授のもとで、この種の研究に巻き込まれた。イットリウム、バリウム、銅の原子を独立に、低酸素濃度のプラズマ下で蒸発させ、高い品質の結晶状の超電導薄膜を形成させ、その電子トンネリングの物理特性を研究した。

アメリカであった国際会議での研究発表の際、ＩＢＭトーマス・ワトソン研究所に招かれた。その時、半導体電子トンネリングの研究で一九七三年のノーベル物理学賞となった江崎玲於奈博士にお会いする機会を得た。この受賞は私が高専四年生の時のニュースで、私が物理学を志す強いドミノになった。その科学者に、一九八八年、自分自身の高温超電導の電子トンネリングの研究を話すことになった。

超電導研究がある程度成功した後、本来の人工超格子研究に戻った。京都大学名誉教授の高木俊宜先生が所長を務める大阪の津田学研都市のイオン工学研究所で、有機無機人工超格子をクラスターイオンビームで形成する実験を開始した。

有機分子で光子を受けて、無機層で電子を流すというアイデアを、私は思いついた。生命体は液体状態で有機分子の高い機能を実現している。新たな構想は、無機との複合構造で、有機分子の高い機能を個体状態で実現させるインテリジェント材料である。この研究で、一九九四年、私は未踏科学技術協会第一回高木賞となった。

　年が明け、一月十七日未明、自宅の一階に寝ていた私は、地鳴りを感じて飛び起きた。暗い中、家は大きく揺れた。マグニチュード七・三の阪神淡路大震災だった。姫路城に比較的近い宝殿に暮らしていた我が家は無傷だったが、神戸市は壊滅に近い被害となった。

　JR、国道、山陽並びに中国自動車道も不通となり、大阪の研究所に通勤できなくなった。しばらくすると、「とにかく出てきてほしい」と催促された。そこで、自宅から車で北上し、京都の北西から大阪に南下するルートで向かった。毎週月曜に到着し、金曜に帰宅した。山間部では、しばしば、自衛隊車両に出会った。その移動中のラジオで、地下鉄サリンテロのニュースを聞いた。

　所内にはホテルのような快適な宿泊室があったが、食事には困った。同僚たちには大変お世話になり、飲酒も加わり励まされた。私が大阪好きなのは、こうした体験があった。

広島大学原爆放射能医学研究所（原医研）に新設された国際放射線情報センターの星正治教授から誘われ、震災の一九九五（平成七）年八月に、母校の助教授となった。人生のドミノは、再び広島に戻った。今度は崩壊したソ連であった核災害の調査研究が主な任務である。第一がカザフスタンにある核実験場周辺、第二がチェルノブイリ黒鉛炉事故である。学生時代の広島黒い雨研究の続編の意味もあるが、これまでの核放射線の積極利用とは真反対の研究となった。

翌一九九六年、チェルノブイリ笹川医療協力プロジェクトの任務として、四月六日から二十一日の日程で現地へ行った。五つの医療診断センターにある体内放射能検査機器の最終点検である。合わせて事故十年後の原発から三十キロメートル圏内の放射線を調査する。全センターの設置型および検診車に搭載した装置は良好であった。

キエフ市内の放射線量率はおよそ毎時〇・〇八マイクロシーベルトで通常の範囲だった。四月八日未明五時五十分キエフ市内のホテルをバスで出発し、七時四五分三十キロメートル圏のゲートに到着。交通は厳密に管理されていた。道端の池の縁で、毎時〇・

二マイクロシーベルト。約十分の計測でセシウム137の放射能を観測した。

九時四十分チェルノブイリインターインフォームへ到着した。毎時〇・一七マイクロシーベルト。ここで所長からゾーンの概要説明を受けた。チェルノブイリ町の教会、十時二十分着、毎時一・一マイクロシーベルト。この教会でも今月百四日の復活祭が催されるのだろうか。

発電所のレストランでの昼食に招待された。「ウクライナで最も安全な食事」を発電所職員に用意していると説明し、私たちを安心させた。ハンバーグ、マッシュポテト、ボルシチ、ハム、サラダと黒パンを美味しく食べた。

一三時、十キロメートル圏内の調査に出発した。汚染地域に行くので我々は、用意された靴と服上下に着替えた。まるで囚人服のようだった。一五時二十分、事故処理に用いられ汚染したトラック等の処分場に到着。約六百台が廃棄管理されている。使われた装甲車などは、十年後も高レベルに汚染が残留している。周囲は柵が張り巡らされ、出入りは厳重に管理され、番犬も配置されている。土を被ったクレーン車の直上では、十

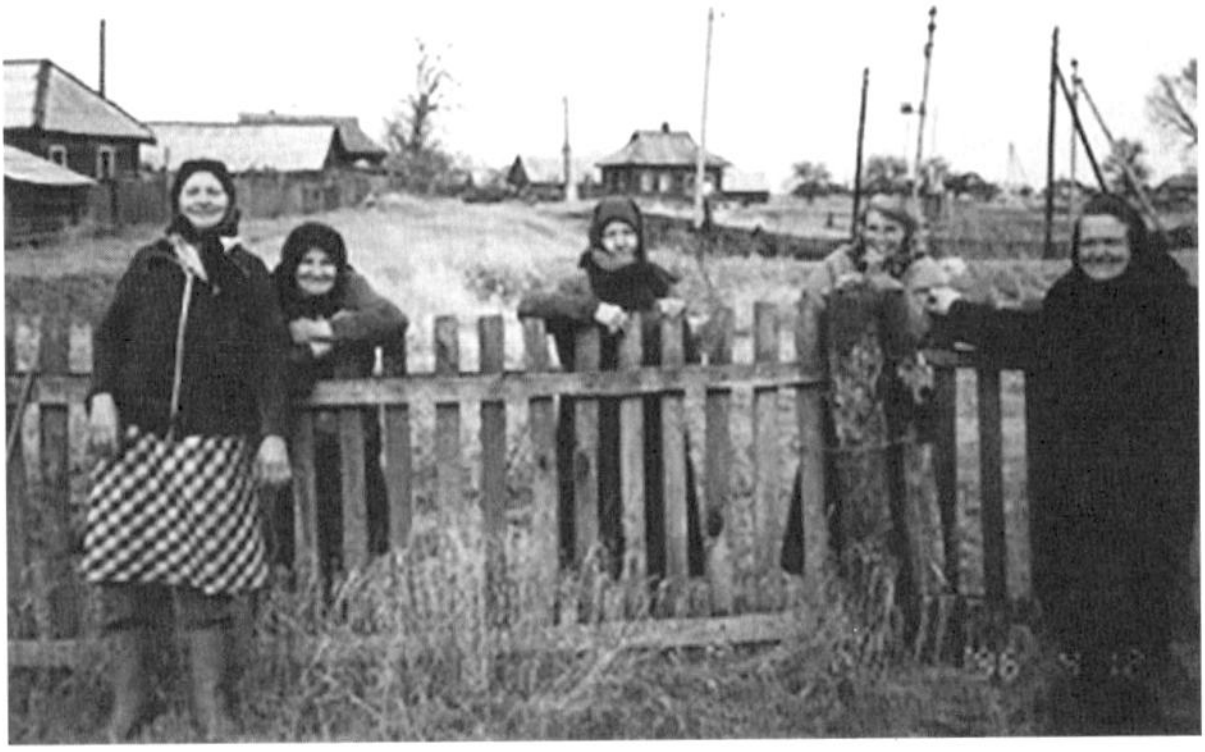

30 キロメートル圏内グデン村のご婦人たち　1996 年 4 月

年後でも最高毎時百二十マイクロシーベルトもあった。

三十キロメートル圏内のオパチチ村へ一八時四十分到着した。毎時〇・三五マイクロシーベルト。この村には、自分の意思で戻り、住んでいる人々がいる。これは非合法なのだが、政府はその人達を黙認している。現地では、彼等をサマショール＝身勝手な人たちと呼ぶ。

村には事故前、約三百人が暮らしていた。一時全員が退去したが、その後戻り、今五十六人が住んでいる。我々の出会った六十三歳の老婦カテリーナさんはご主人と一九九四年にここへ戻った。子どもや孫たちと滅多に会えなくて寂しいと言う。

この村へは電気が送電されていた。

一九時、三十キロメートル圏の外へ出る。圏内での総外部被曝線量は七・四マイクロシーベルト。この線量は職業被曝に関する国際放射線防護委員会が一九九〇年に勧告した年間限度の五十ミリシーベルトのおよそ一万分の一で問題とならない。もちろん年間三百日同様な調査を続けても、わずか二ミリシーベルトと低線量率であった。

キエフの街角では、新聞紙の小袋に入れたひまわりの種が売られている。市民たちが食べ歩き、種殻が散らかっていた。雪の積もった大地に倒れた既婚のイタリア兵士が、ロシアの美しい娘に助けられ、人生が翻弄される昔の映画を、ふと思い出した。

第七話　美しい南の島のゆくえ

一九九九年七月三日のことです。成田空港から夜、南方の太平洋に浮かぶ小島をめざし飛び立ちました。現地に詳しい写真家の島田興生さんたちと一緒です。目的地は、ビキニ環礁の東方百七十キロメートルにあるロンゲラップ環礁。米軍が、昭和二十九（一九五四）年三月一日未明にビキニで行った大型水爆実験から噴き出した核の灰を被った島です。

爆発から五十一時間後、全島民は米軍の艦船に救出されました。放置されていたら、全島民が死ぬところでした。すでにベータ線による皮膚障害を発生しており、甲板での放水で除染された後、シャワーを浴びて着替えました。軍医による治療といえば、皮膚だけでしたが、急性死亡者はゼロです。後年、当時乳児だった十九歳の少年が急性骨髄性白血病で亡くなりました。放射線の後障害はこの一人です。福島県民が二〇一一年に受けた線量のおよそ一千倍の放射線を、当時、島民たちは受けました。

一九五七年、島民たちはロンゲラップへ一旦、帰島しました。しかし、一九七八年のアメリカの放射線報告書を読んで怖くなった島民たちは、一九八五年にメジャット島に移住してしまいました。

日本人の私たちには、近くでマグロはえ縄漁をしていた第五福竜丸事件として知られています。そこが侵入禁止の核実験海域に近いことを船長が日本政府の通達で知っていました。核爆発を目撃し灰を被った福竜丸は、八時間後に危険海域から離れ、母港焼津に向かいました。帰国後、売血輸血の治療を受けた船員の多くが肝炎ウイルスに感染し、急性肝炎になりました。特に重体になった無線長の久保山愛吉さんは、六か月後に死亡。後年、残りの船員たちも肝臓疾患で死亡しています。当時、献血制度はなく、ウイルス感染した危険な血液が売買されていたのです。（拙著『核爆発災害』二〇〇七年、中公新

書　二〇一五年、医療科学社復刊）

より厳しい状況にあった現地の島民たちに、急性肝炎はいません。日本人の放射能アレルギーの原点に医療過誤がありました。私が詳細を報告しても、新聞は今も訂正の報道をしないままです。

ビキニ事件の翌月に生まれた私は放射線科学者になり、絶対に現地調査をしたいと思いました。母校の広島大学原爆放射能医学研究所へ助教授として戻った四年後です。

深夜に中継地となるグアム空港で仮眠し、翌朝、ハワイ航路の中型飛行機に乗り継ぎました。ミクロネシアのチューク、ポナペイ、コスラエと、小島に次々と飛行機は停まります。エメラルドグリーンの美しい海に囲まれた、樹木に覆われた島でした。

飛行機のタラップを降りて、小休止です。こんなにも美味しいバナナはないよと言葉が出るほどのバナナを売店で食べました。加えて、戦車の写真がありました。太平洋戦争時代の日本軍の物です。私たちが学校で習わない歴史を、この調査旅行で垣間見ました。

マーシャル・クワジェリン米軍基地空港に夕刻に到着。入国手続き後、すぐに隣のイバイ島へボートで移動です。ロンゲラップ島市長のジェームス・マタヨシさんと会いました。現地は、アメリカの再定住プロジェクトで、除染とインフラ整備が進められています。今回の調査の計画を説明しました。島民が帰島した際の放射線環境が安全な範囲かどうかを第三者の立場にある専門科学者が調査し、判断することが目的です。

桟橋で待機する間に、こどもたちと身振り手振りでコミュニケーション。こどもがオレンジ色の実をくれました。口にすると甘いけれど、硬い繊維質で食べることはできない。まるで、甘い味のする「たわし」でした。その名はタコの木・パンダナスです。神様がマーシャルのこどもたちに用意した砂糖。私が飴をあげると、いくらでもこどもが集まってきました。

その晩、日本から寄贈した漁船リーマンマン号で、目的地の環礁に向かいます。ロンゲラップ島民達が操縦し、二十二時に出発しました。月夜の中、環礁の内海・ラグーンを進む。途中、珊瑚礁の浅瀬に乗り上げ、安眠から叩き起こされました。間もなく船は

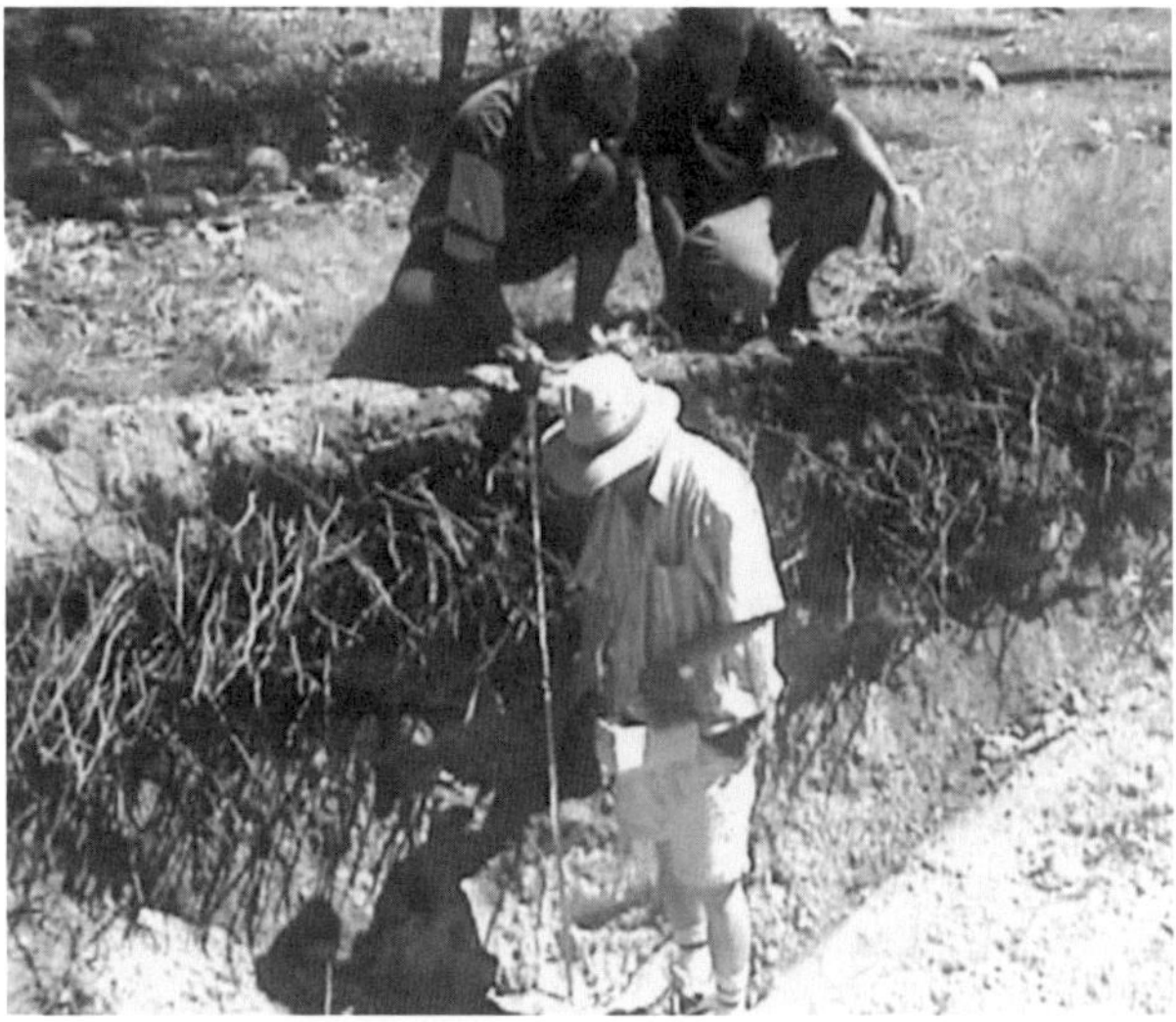

ロンゲラップの調査を見守る島民たち

動きだしたので、また眠る。実は船のスクリューや舵が損傷し、後に応急手当をする程の危険な状態でした。

　翌朝眼を覚ますと、見渡す限り水平線です。真っ青な海と空の中を、ひたすら北へ向かいます。環礁の南端の水路を抜け、目的の環礁のラグーンへ入る。湾に碇を降ろし、上陸したのは、六日十七時でした。

　浜では、工事を請け負うパシフィック・インターナショナル所長のノエル・ビグラー氏の出迎えがありました。同行する清水さんの旧友で、二人とも再会に驚いた様子。これで、調査はうまくいくと踏みました。エアコンとシャワー室のあるアメリカンスタイルの宿舎で汗を流した後、その日初めての食事です。フィリピンからの料理人が作った白米と鶏肉と豆の煮付けです。

旧島民の居住区には、発電施設、海水純水化装置、作業員宿舎、食堂が造られていました。その辺り一帯は、表土が三十センチメートルの深さで除去されています。周囲はクリーンナップの効果なのか、日本の自然放射線よりも低線量です。その晩、南十字星を観ました。

翌日は無人島のカバレに、二時間三十分かけて向かいました。ヤシの森の中に入ると、次々に大きなヤシガニが出てきました。幅三十センチメートル、重量二キログラムほどで、美味そうです。長年にわたって誰にも捕獲されなかったので繁殖したのでしょう。その甲羅からは、毎分約二百カウントのベータ線が検出されました。森の中は、毎時〇・〇七マイクロシーベルト、セシウム１３７の汚染が一平方メートルあたり百キロベクレル。ロンゲラップ環礁北部は残留汚染が高めでした。

隣の島・ボコエンに渡りました。砂浜は日本よりも低い値でした。セシウム137も一平方メートルあたり三キロベクレルと低いのです。この低地の森がない小さな島の表面に昔積もった核の灰は、太平洋の波で洗い流されてしまったようです。

島の作業員たちの体内セシウムを測定すると、年間で平均〇・〇七ミリシーベルト、全く問題ない低線量です。私の評価では、全島民が帰還できる放射線環境でした。

一九八五年以来、小さな島メジャットに暮らす船員たちは、私たちとは違い、水を得た魚のように元気でした。入り江では、走って魚群を追い、捕獲しています。私の調査の様子を見た彼らが、清浄化した島の状況を理解できればと願いました。

第八話　北核武装の十二年間

自宅での朝食中、突然、携帯電話から普通でない音が鳴り出した。テレビでは、北朝鮮が日本側へ弾道ミサイルを発射したという。国民保護警報・Jアラートだった。二〇一七（平成二十九）年九月十五日朝のことである。北朝鮮が発射した弾道ミサイルが、津軽海峡の上空を飛び、襟裳岬東方の海上へ落下した。

北朝鮮は弾道ミサイル発射試験や地下核実験を強行し、朝鮮半島有事の緊張が高まる中での出来事である。同年、産経新聞の月刊誌『正論』八月号に、私は、北が発射する核弾頭威力ＴＮＴ一メガトンが東京上空で炸裂するシミュレーション論文を発表し、政府および国民に注意喚起をした。

その年の十一月六日東京で日米首脳会談が開催され、強力な日米同盟の姿勢を世界に示した。共同記者会見で、安倍総理は、日米が百％共にあることを力強く確認した。トランプ氏も「我々は黙って見ていない。〝戦略的忍耐〟の時期は終わった」と北朝鮮を牽制した。

Ｊアラート

さて、九月十五日七時過ぎ、テレビで、官邸発表のミサイル情報が次々と報じられた。それらを見ていたので、普段より少しだけ、出勤が遅れた。八時前の札幌市営地下鉄は、一時停止のため、いつもより混雑していた。

北朝鮮は、六時五十七分頃、西岸付近から、一発の弾道ミサイルを東北東方向に発射した。この弾道ミサイルは七時四分から七時六分頃、北海道南部の上空を通過し、七時十六分頃、襟裳岬の東、二千二百キロメートルの太平洋上に落下した。

日本政府は、北朝鮮の弾道ミサイルの発射から、飛翔、そして落下まので全ての行程を監視していた。だから、遅滞なく、Ｊアラートで、国民に防護体制を敷くために、その発射の過程を、直後より官邸から発表できたのだ。

警報はミサイル発射から三分後に鳴った。そして、ミサイルは、警報から四分から五分後に、北海道南部から襟裳岬間の上空を飛んでいたと推測できる。

私も関わった二〇〇五年の国民保護基本指針の作成から、着実に国民防護システムの構築が進んでいることの証である。

ただし、一点だけ、Ｊアラートの改善を意見したい。その時の警報は、南は長野県から北海道にわたり、あまりにも広範囲過ぎた。およそ、国土の半分くらいである。警報により、列車や地下鉄が一時停止になり、それが十分間くらいになる。発射直後では、ミサイルの飛ぶ方向が定かではないので、第一報は、広範囲な地域でＪアラートは鳴る。しかし、三分後には、ミサイルの飛行方向はかなり明瞭になる。四～五分後に第二報Ｊアラートを発し、対象外地域に、早めに警報解除をしてはどうか。これにより、交通機関などの混乱を大幅に回避できるはずだ。

衛星からの危険国家の軍事的挙動の監視、米軍の無人偵察機・グローバルホークによる高高度からのミサイル発射動向の事前把握と日本の情報共有、日本海側には日米のイージス艦による見張りとＳＭ－３の迎撃態勢、日本海沿岸の本土にもミサイルの監視態勢とＰＡＣ－３の迎撃態勢が敷かれている。これら防衛体制の実践力が、かなり進化していることを、私たち国民のみならず、危険国家も知ったのである。

発射後の敵ミサイルの迎撃は容易ではない。敵国は複数ミサイルを同時に発射したり、大気圏再突入時に弾頭が複数に分裂する多弾頭技術もあるからだ。そのため、政府与党内で、敵発射基地への攻撃も検討していると聞く。敵の弾道ミサイルに対する日本国土の防衛上、合理的な方法と筆者も同意する。

ところで、私の朝鮮半島の核武装との関わりは、大分前に始まっていた。

二〇〇五年、北の保有宣言

二〇〇五年二月、北朝鮮は核実験なしに突然、核兵器保有宣言をした。

同年五月十一日夕方、小学館週刊ポストの記者H氏から、北朝鮮の核実験にともなう日本への放射線影響について問い合わせる電話があった。

その頃、米国の北朝鮮の核実験実施の予測や、国際原子力機関IAEA事務局長エルバラダイ氏の実験事故による周辺国への影響に対する危惧発言などを受けて、日本国民は不安になっていた。

H氏へ、私は旧ソ連の地下核爆発事故の事例を説明した。

「遠方なので、全く心配いらない」

と説明しつつ、頭の中では、日本への線量を予測する方法を組み立て始めていた。

「事故の場合の被曝線量を予測計算できます。実験地の吉州を地図上に印をつけてファックスしてください」

「今夜中に札幌に行きますので、明朝、計算結果をお話ください」

十五分ほどの電話が終わるときには、すでに地上核災害時の放射線影響計算RAPS0による、おおよその計算は終了していた。

想定は威力ＴＮＴ二十キロトン相当の核爆発である。このサイズの核弾頭は標準的で、米ソともに、同じ二十キロトンから始まった。だから、北朝鮮も同様と予想した。

そこで、その地下核爆発から、十％の核分裂生成物が大気中に漏えいする事故を仮定した。一九七八年のシベリアでの地下核爆発の事故規模である。

北朝鮮の実験場・吉州で、核分裂生成物が漏えいした場合に、実効風速毎時二十四キロメートルの偏西風で東方へ輸送され、日本列島へ降下するシナリオである。

計算結果は、予測線量レベルが、日本本土でＥ以下（胸部Ｘ線撮影レベル）、日本海でレベルＤ（ＣＴ撮影レベル）となった。

翌朝九時三十分に教授室での取材が始まった。双方、初対面だが、やる気満々だった。

計算結果にもとづく日本への放射線影響の予測は、放射線防護情報センターＨＰに掲載するとともに、週間ポスト五月二十七日号に大きく掲載された。

北の核実験、ウイーンで報告

二〇〇六年十月三日、北朝鮮は最初の核兵器実験を予告した。

翌日より、私は民放各社の報道番組で、北朝鮮の核実験からの日本への放射線影響や核兵器保有の危険性について解説することになった。「報道ステーション」、「朝ズバッ！」、「ズームイン‼」など、実験前の予測である。

その週末、私たち家族は登別温泉に宿泊した。そして、翌朝十時三十五分、とうとう、北朝鮮は最初の核爆発を実行した。TV各社から携帯に電話があり、私は車を走らせ、札幌に戻ることにした。妻を自宅にとどけ、私自身は、教授室へ向かった。

各社のカメラが先着順で、教授室に入った。

ソ連のシベリアでの地下核実験からの放射性物質の漏えい事故のことから予想される日本の放射線影響の最大値を解説した。

二〇〇六年十月九日、吉州の山中プンゲリでの核爆発は、地震強度から推定して爆発エネルギーは、一キロトン未満と小規模である。失敗ともいえる小ささだった。

翌十一日以後も、関連するTV取材があり、私は、広島の核爆発災害や、放射線防護について、解説した。

日本列島への放射性物質の実際の降下現象については、気象庁のウェブサイトにあるリアルタイムの気象情報と、原子力発電所立地県の放射線監視データを組み合わせて、実データをまとめ、TV番組「真相報道バンキシャ!」で解説した。

翌二〇〇七年、国際原子力機関(IAEA)で環境放射能の会議があり、私は、北朝鮮最初の核実験の日本での監視データと線量予測について報告することになった。

四月下旬、街の予備知識がほとんどないままに、ウイーンを訪れた。ホテルはIAEAへ行くのに便利なところを選んだ。映画「第三の男」で有名になった大観覧車のあるプラータ公園が目の前にあった。

各国の国旗がはためく正面広場を抜け、IAEAの大きな建物に入った。環境放射能の監視や規制が会議の主題である。

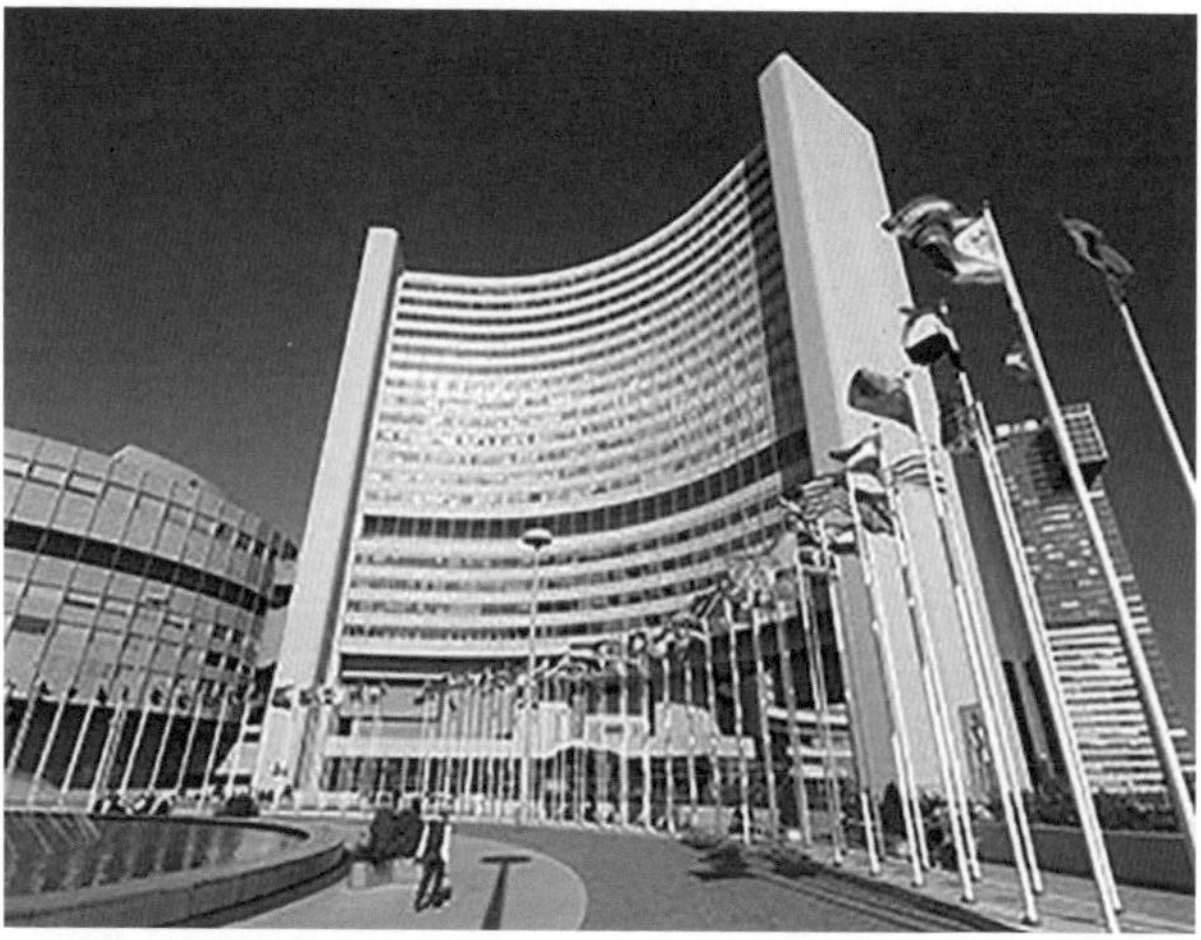
国際原子力機関　IAEA

私は扇形の大講堂で、北の核実験について報告した。それは、米国からの参加者たちに大きな関心を集めた。今でも、北朝鮮の核実験の放射線影響に関する私の論文は、専門家の間で話題になっている。続編の論文の執筆依頼は多い。

講演後、ロビーでサービスされた、味の濃いウインナコーヒーを飲みながら、参加者たちと歓談した。

会議の合間を利用して郊外に出かけた。耳が聞こえなくなった時期に暮らしたベートーベンのアパートも訪れた。ワインを飲みながら、アコーディオンも聴くことができた。つかの間の息抜き。

その後、地下核実験を繰り返し、核武装化に突き進んでいる朝鮮半島は、日本に大きな脅威になりつつある。背景に、チャイナとロシアの北への後押し、そして南の反日運動がある。朝鮮半島での核武装国家の成立は、日本と太平洋、そして米国の平和にとって絶対に容認できない境界線である。

あれから十二年、北朝鮮は核兵器開発を加速している。北朝鮮やチャイナから東京が核攻撃の脅迫を受ける場合はありえる。日本にとっての生命線である南の海路、尖閣諸島、竹島、北による日本人の拉致事件。国防の根本問題、読者のみなさんには考えてほしい。変化の時ではないか。

第九話　義を見てせざるは、勇なきなり

中央アジアでの核爆発災害は、天山山脈の北カザフスタンでのソ連によるものと、その南方での中共によるものとがあります。前者は一九四九年八月、後者は一九六四年十月に始まりました。日本からはおよそ四千キロメートルも離れていますが、縁のある土地です。

私は現地の放射線を一九九五年から調査しています。昔、イルテイッシュ川を蒸気船で上り、日本の僧侶がセミパラチンスクに来たとの話を、カザフスタンの科学者から聞きました。しかし、それが誰だったのかは長年の謎でした。

物理学者の私が、その歴史を知ったのは、二〇〇八年の北京オリンピック以後のこと

です。

白石念舟先生

楼蘭遺跡周辺での核爆発災害を私は、秘密裡に研究していました。きっかけは、カザフスタン保健省の科学者から、中国の核爆発のカザフへの放射線影響を調べてほしいとの要請があったからです。

その科学報告書を、北京オリンピック直前の七月に日本語版『中国の核実験』として医療科学社から出版しました。それに日本の人権活動家グループが気づきました。版元を通じて、白石先生から喜びのお手紙をいただき、私と熱い交流が始まりました。

先生は、新疆ウイグルを何度となく訪れ、独特な文化に触れていました。現地で核爆発による発がんの話をしばし聞いていたようですが、科学的な証拠もなく、どうにもできないままでいました。だから、私の科学報告書を読んで、確信したといいます。

白石先生は、中央アジアからの留学生たちを積極的に受け入れ、人道活動する日本シルクロード倶楽部を一九九一年に発足させました。以来、現地を十数回訪れ、活発な交流をし、多くの人が育ちました。

北京オリンピックを前に、世界は中国共産党に侵略された中亜三国の人権蹂躙を問題視しました。そうした中、先生は、倶楽部を解散しました。そうしてから、イリハムさんを代表とした日本ウイグル協会を発足させ、上薗益男さんたちとともに支援したのです。

協会は発足して四か月目の十月十八日に「チベット・モンゴル・ウイグル三民族連帯シンポジウム」を開催し、翌十九日には集会とデモを行いました。私は同日、南米ブエノスアイレスで行われる国際放射線防護学会ＩＲＰＡ１２で「中国の核実験」についての報告をしています。その時、三民族連帯シンポジウムへ、楼蘭周辺での中国共産党の核爆発問題を告発するメッセージを送りました。

実は、南米への旅の途中、ワシントンＤＣに立ち寄り、世界ウイグル会議のラビア・カーデル代表と、「中国の核実験」について会談しました。そして、英語ウイグル語翻訳版の出版を約束したのです。

三・一八東京シンポジウム

帰国後十一月十六日白石先生の結草居《けっそうきょ》で、私たちは、シルクロードの核をめぐる最初の会談をしました。翻訳本のこと、中国の核実験災害を告発するシンポジウムを私が提案し、開催を取り決めました。

こうして、世界初のシルクロード核爆発災害に関するシンポジウムを、翌二〇〇九年三月十八日、ロンドンから、現地の発がん疫学調査をした医師アニワル・トフティさんを招き、憲政記念館で開催しました。『中国の核実験』の英語ウイグル語翻訳版の出版にあわせた企画で、海外メディアを招待しました。結果は大成功で、シルクロードの核問題を世界が知ることとなったのです。（拙著『核と刀　核の昭和史と平成の闘い』明成社、二〇一〇年）

この成功の背景には、先生の国を発展させ守る強い思想・正義感、そして保守本流の確かな人脈がありました。科学者の私が、保守派に合流した瞬間が三・一八東京シンポジウムでした。この自覚が、白石先生に感謝する最大のひとつです。

シンポジウムの日、ブログで人気の関西の中曽千鶴子さんにも中心で加わっていただき、日本シルクロード科学倶楽部が新たに発足しました。（シルクロード科学倶楽部　創刊号　二〇〇九年）

橘瑞超の中亜探検

広島から始まった私の核放射線研究は、ソ連崩壊後、カザフスタンのセミパラチンスク核実験場周辺の放射線影響調査につながりました。天山山脈の北の麓の都アルマトイに、平成七（一九九五）年の十月に私は初めて訪れています。広島大学文部省附置研究所の原爆放射能医学研究所に新たに国際放射線情報センターが設置され、その助教授として母校に戻ってすぐのことでした。

当時首都だったアルマトイのホテルの天井には、伝統的なシルクロードの暮らしが大きく描かれていました。それは、その後の調査で明らかになる核爆発災害とは全く無縁な歴史の世界。東洋と西洋が混じったエキゾチックな美人をよく見かけるアルマトイからは想像できない悲劇が広範囲にあったのです。

その牧歌的世界は、ソ連と中共による侵略と植民地化により消滅しました。天山山脈の北北西にはソ連の核実験場があり、南東側には中共の核爆発地帯があります。それだけでも、この地域の悲劇がわかります。

三十人乗りの小型ジェット機で、二時間ほど北上しセミパラチンスク市に到着。ソ連の核実験場は、そこから西に車で三時間くらいの場所に建設されていました。面積は四国くらいに広大。カザフスタン保健省の科学者と共同して、周辺住民の放射線影響調査を実施しました。(『世界の放射線被曝地調査』講談社、二〇〇一年　増補版　医療科学社、二〇一六年)

放射線環境医学研究所の所長グゼフによると、昔、日本の僧侶が、市内を流れるイルテイッシュ川を上ってきたという。次に、日本から来たのが科学者です。白石先生と、この話題をしたところ、それは東トルキスタンを探検した大谷探検隊の橘瑞超《たちばなずいちょう》でした。

瑞超は最初の東トルキスタン調査を終えて、師の大谷光瑞に随身してロンドンに滞在していました。一九一〇年、師の命令で、弱冠二十歳の彼は、英国人の従僕ホップスを雇い、一路ロシアを抜けて東トルキスタン北部に向いました。（第三次調査）八月二十三日露都発列車―ビヤッカ経由―オムスクに向う。到着九月五日。翌日イルティッシュ川を汽船にてのぼる。十二日にセミパラチンスクに到着し、二日間滞在しました。わずかの滞在が、現地で日本僧侶訪問の伝説となったのです。（『中亜探検』橘瑞超）そこで何があったのだろうか。

白石先生の見解は、「現地を支配していたロシアを打ち破った日露戦争（一九〇四―一九〇五年）の勝者の国から来た人物ということで注目された」であった。確かにと、私も納得しました。その瑞超僧が、現地で伝説になったのでした。

文京区でシルクロード今昔展

二〇一一（平成二十三）年三月十一日午後、私は羽田空港から、文京区に到着しました。日本シルクロード科学倶楽部主催で、顧問の白石先生と「シルクロード今昔展」を開催するためです。まもなく、大地震に襲われました。しかし困難の中、文京シビックセンターで私たちは計画を実施したのです。他に、ペマ・ギャルポ先生、小林秀英さん、オナホルド・ダイチンさんが報告する会です。その展示会のなかで、瑞超の調査行程が、明確になったのです。その時、私は運命を感じました。人生は、会うべき人に会うのだと。

一九一〇年、九月十五日、瑞超はセミパラチンスクを出発。イルティッシュ川を離れ馬車で移動。オロブツーアヤグツ川右岸のセオギオボールに泊りました。

瑞超は九月二十三日、大きな湖である東に位置するザイサン湖カザフスタン・東トルキスタン国境の町バフテイに到着しました。この地こそ、私が、中国共産党の核爆発影響を調査すべく、二〇〇〇年八月に来た軍事境界線です。図らずも、大谷探検隊の橘瑞超と全く同じ地を踏んでいました。白石先生もまた、感心の高い当地を、ウルムチから訪れています。筆者たちは、前夜に、ザイサン湖近くに泊まりました。

平成の科学調査隊は、二〇〇〇年八月三日に、アルマトイを車で出発し、ジャルケント、サルカンドウ、マカンチを経て、同月六日に、カザフ軍の先導で、バフテイの軍事境界線にたどり着きました。悪路を飛ばしたので、同行するカザフの女性科学者が肋骨を折る事故もあったのです。

チョチェクまで十二キロメートぐらい。国境は平坦で、タルガバタイ山脈は近くにあります。瑞超は、その国境を越え、タルバガダイに入りました。そして、ウルムチ、トルファン、ロプ湖の探検となりました。

私は、バフテイから、コクペクテイ経由でセミパラチンスクへ、向かいました。この時の調査をもとに、明治時代に瑞超が調査した楼蘭遺跡周辺で繰り返されたメガトン級地表核爆発による核の砂による住民らの線量を計算し、被害推定を行ったのでした。（拙

著『中国の核実験』医療科学社、二〇〇八年）

歴史は巡り、カザフスタンと東トルキスタンに跨るシルクロードで僧侶と物理学者がすれ違っていたのでした。楼蘭遺跡周辺の真実を求めた二人の歴史的調査が、そこにあったのです。この時を超えた出会いをさせたのが、お茶の先生でありシルクロード支援を長年されてきた私たちの友人である白石念舟先生です。白石先生の仲介なしに、この出会いはありませんでした。（拙著『シルクロードの今昔』医療科学社、二〇一三年）

この出会いが、白石先生に対する最大の感謝の二つ目です。

三・一一東北大震災と福島支援

大震災の晩、結草居で、昼間の悪夢の出来事を振り返りながらも、シルクロード今昔展の立ち上げの打ち合わせをしました。

本来の企画は、どうにか文京シビックセンター一階の展示ホールで実施しました。しかし、放射線防護学の専門家として、会場内で、福島第一軽水炉事故の放射線の状況を解説する緊急企画もしたのです。そこには、新聞記者たちも集まりました。先生の奥様トヨさんは福島県三春町の出身、お茶のグループの福島出身者も参加し、福島放射線の科学を、他の核放射線災害から想像される範囲で話しました。

この展示会が終わると、私は、モンゴル・ウランバートルへ行きました。核エネルギー庁の科学者とタリム盆地であった核爆発災害のモンゴルへ与える影響に関する科学会議をしたのです。これが、現地で行われた最初の会議になりました。

帰国後四月八日に札幌を陸路出発し、函館～青森～仙台～福島～二本松～浪江～福島第一～飯舘～相馬～南相馬＝福島第一～東京と、東日本放射線衛生調査を行い、最後、都内北とぴあで、緊急報告会をしました。白石先生の高校の後輩である中野隆男さんが、報告会を仕切りました。（拙著『福島　嘘と真実』医療科学社、二〇一三年）

この日、福島を人道科学で支援する会が発足し、白石先生が会長となって、現地へ拙著『お母さんのための放射線防護知識』（医療科学社、二〇〇七年）を贈るなど、多くの皆様の支援を受けながら、私たちは取り組んだのです。この報告を聞いた先生は、「純ちゃんの話を聞いたら～」で始まるあの歌「心配ないよ 福島は！」の詩を作りました。それを歌にしようとなって、中野隆男さんが路上ライブをしている田中亜弥さんに歌ってもらいました。

六月には南相馬大町病院支援と郡山、いわきでの内部被曝検査とセミナーを実施しました。この支援活動は、トヨさん、大久保さん、そして私が参加する車の旅です。白石先生は、お身内や、お茶の関係、ご友人が、太平洋側の東北にいらっしゃることもあってか、心のこもった行動が見られました。その後、八月の仙台市内の幼稚園での検査と講演、都内での福島支援の科学と音楽の会など、私たちは、精力的に行動しました。私も妻の父親のルーツが会津なので、力が入りました。（拙著『決定版　福島の放射線衛生調査』医療科学社、二〇一五年）

私の論文「福島は広島にもチェルノブイリにもならなかった」が、その年のアパグループ「真の近現代史観」懸賞論文最優秀藤誠志賞になりました。ちょうど結婚三十周年の年で、過去に一度も結婚記念日を祝わなかった私は、妻の労をねぎらい、賞金の全てを彼女にあげ、感謝を示しました。

若い人たちが育つ

翌年三月から、私は福島県浪江町の和牛牧場の支援科学調査で多忙になりました。

そうした状況でしたが、白石先生からウイグルの現地で放射線環境調査をできないかと相談され、実行することになったのです。二人とも現地警察の指名手配になっていますので、行くことは無理です。そこで、私が用意したガンマ線サーベイメータを、ウイグルの優秀な青年に渡し、測定方法を伝授しました。

二〇一二年八月にタリム盆地の広範囲の放射線調査を、成功裏に実行できたのです。そのデータは、天山山脈の北部のカザフスタンに比べて有意に高い値であり、メガトン級地表核爆発や浅い地下核爆発の危険な影響を示唆しました。

この現地調査結果は、『シルクロードの今昔』に収録され、翌二〇一三年六月都内有楽町の日本交通協会新国際ビルで、中野さんの司会で、緊急報告会を行いました。フリーアジアの記者が参加し、ラビア・カーデルさんと私は電話対談しました。

同年十月には、白石先生の紹介でアメリカからアメリカ国籍を持つウイグル人A君が、私に会いに札幌医科大学に来ました。都内文京区の小学校に通っていたとのことです。核放射線医学の優秀な学生でした。放射線防護学やウイグルでの核爆発災害の話をしてあげました。その後、福島県二十キロメートル圏内の報告会に誘い、一緒に二本松市へ行きました。彼は、しばらく日本に滞在し、ウイグルにも旅行した後、帰国しました。

白石先生が愛情をもって親身に世話された多数の留学生たちは、今、日本の国内外で活躍しています。人が人として育つのは、単に物を教えれば済むわけではありません。経済、仕事、学問、生きがい、希望、人間関係、厳しい問題の克服。白石念舟先生は、少ない言葉ながら、行動や援助で、若い人たちが育ったのだと思います。大学で医学生を教育する私も、先生の至誠を大いに学ばせていただいた一人でした。これが三つ目の最大の感謝です。義を見てせざるは、勇なきなり。

先生は、二〇一五年十一月十日に亡くなられましたが、その直前の九月初めに、札幌

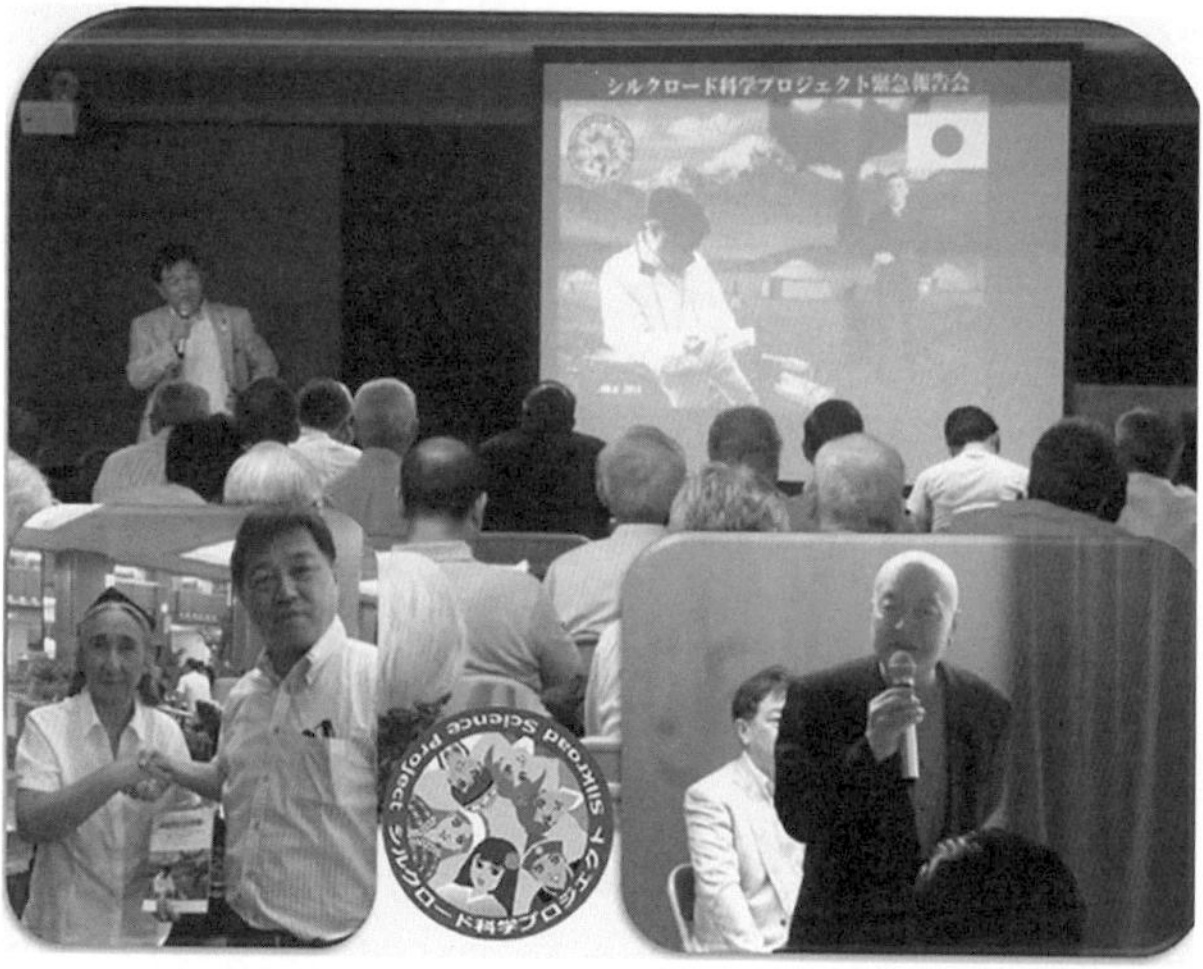

タリム盆地放射線調査（2012年8月）緊急報告会での白石念舟先生、2013年6月23日有楽町（写真右下）
電話出演したラビア・カーデルさんに2人で翌日会い、報告書「シルクロードの今昔」を手渡す（写真左下）

に来られました。寿司屋で会食しながら、福島とウイグル支援、幕末の志士たちの書、そして私が詳しくなった北海道の歴史の話題になりました。坂本龍馬の本家が、札幌の北方五十キロメートルほどの浦臼町に移住したこと、明治政府が龍馬に養子をとらせ坂本龍馬の家を残すように指導したことを先生に話すと、大きな関心となり、翌日、白石先生は、その地に行かれました。

白石先生は天命を全うされました。長い間、ご苦労様でした。
私たちは本当にお世話になりました。ありがとうございます。さようなら。

第十話　優しい時間

平成二十五年のお正月休みのことです。札幌の自宅を車で出て、道南へ向かいました。もちろん、真冬ですから、どこもかしこも白銀の世界です。目的地は長万部《おしゃまんべ》の二股《ふたまた》山にある温泉宿です。ラジウムによる温泉療養が売りで、全国的に有名です。その放射線調査をするのが、今回の目的です。

私自身、車の運転と大自然が好きなので、何かに理由をつけて郊外へ飛び出し、休日に走り廻ります。美しい自然の姿に感動し、風物を楽しみ、意外な歴史に触れるわくわく感があります。最後に温泉宿でくつろぐ。これらがセットになったのが、私の標準的な休日です。

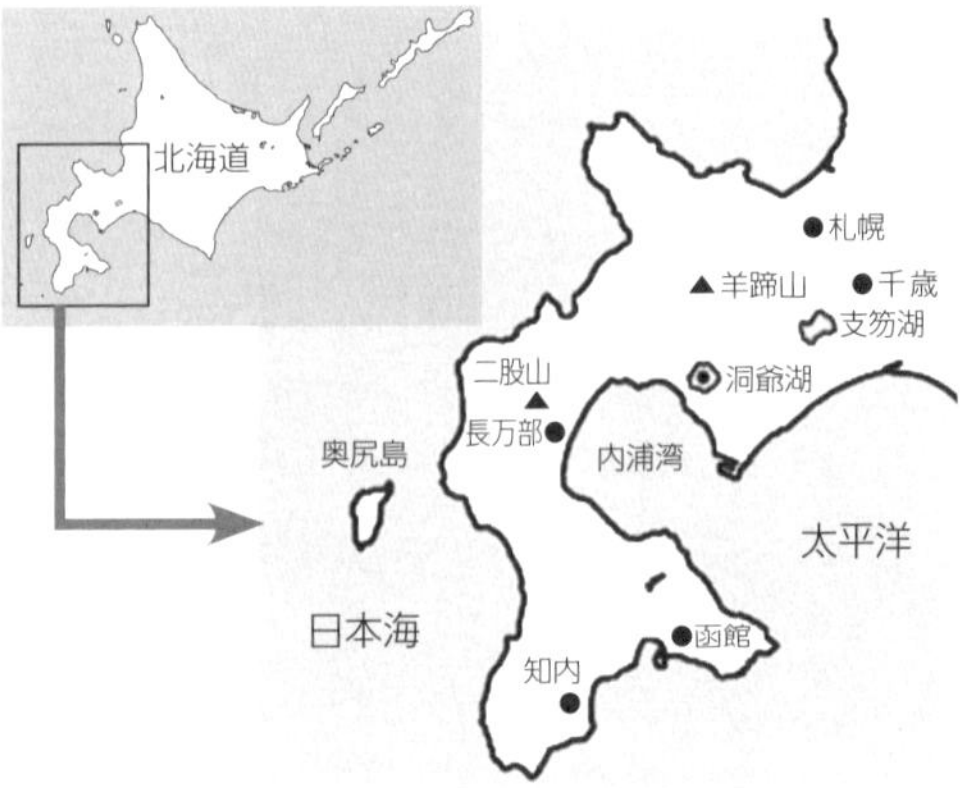

その日は、空港のある千歳市街を抜け、火山のカルデラである支笏《しこつ》湖畔を走るルートでした。雪山の斜面を登り、美笛《びふえ》峠を抜け、しばらく進むと、スキー場で有名なルスツリゾート。ゴンドラが行き交うケーブルを、真下から見上げるように車を走らせます。まもなく、右手前方に裾を大きく左右に広げた蝦夷《えぞ》富士と呼ばれる美しい羊蹄山が眼前に現れます。一万年前、三回の大きな噴火によって形成されました。

辺りは幾重にも続く丘の農作地帯で、夏場にはジャガイモの小さな紫色の花が一面に咲いています。冬場には、純白な雪の絨毯の上にキタキツネや蝦夷鹿など野生動物たちの足跡を見つけます。その軌跡から、彼らの生活ぶりを想像するのが、冬のドライブの楽しみのひとつです。

ニセコを通過し、ＪＲ函館本線と並行する羊蹄国道を走ります。途中、黒松内の道の駅で、地元のチーズで焼いたピザとコーヒーでランチにしました。

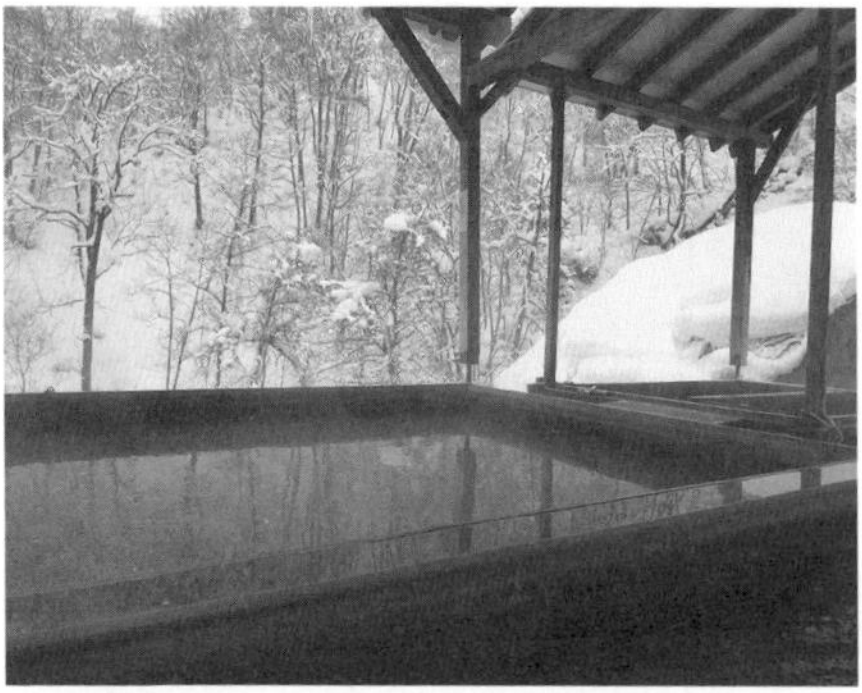
長万部二股山中にあるラジウム温泉

こうした五時間のドライブで、雪深い山中の目的地に到着しました。駐車場は温泉水が流れ融雪されています。一軒の温泉宿があるだけの、まさに秘湯。二股川の川床に、湧き出す温泉水が堆積する石灰華が二十メートルにもなる段丘を形成する場所に旅館が静かに建っています。
この温泉宿は、病気療養を売りにした、珍しい施設です。「二週間以上療養して、お客様自身が、良化の兆候がないと申告された場合は、宿泊費用の全額を返金致します」とオーナーが自信を持っています。

こうした宣伝文句をいう病院はないので驚かされました。

客室数は五十三で、こじんまりとした施設です。平成十三年に全面的に改装された施設は、全て和室。暖房は安全性を重視したパネルヒーター、また、全室水洗トイレとなりウォシュレットが付いています。ベッドは、希望されるお客様には用意できるそうです。

温泉入浴の他、宿泊者の食事にも五穀飯や五穀粥などの家庭料理で腹七分目、禁煙・禁酒を呼びかけています。浴室は男女別、大浴場（混浴）、露天風呂、温泉プールがあり、合計十二もの浴槽があります。全て天然のお湯で、かけ流しです。加熱も循環もありません。自然に湧き出ているものを引き入れています。

温泉の温度は三十一度から四十三度で、病気治癒の観点から設定されています。二十四時間入浴可能ですが、朝に清掃があります。

世界の放射線調査をする機器を持ち込み、ラジウム温泉の施設内を計測しました。ガンマ線の線量は特段のことはなく、普通の値でした。ベータ線は通常値と比べて、やや高めでした。最も顕著なのはアルファ線です。

この値は、二股では毎分三十～五十カウントもあったのです。札幌の自宅や大学の校舎内の値は、アルファ線ゼロカウントです。二股のアルファ線は、ラジウム温泉で有名な鳥取県三朝《みささ》温泉の五倍も高いのです。それが、浴室ばかりでなく、客室、廊下も含めて、アルファ線が空間で検出されました。アルファ線は、空中を四センチメートルしか飛べません。施設全体にアルファ線を放出するラドンガスが充満している証拠です。

ラドンガスを吸い込むと呼吸器系疾患の療養に効果があります。またラジウム含有の温泉水は皮膚へのエネルギー付与効果は大です。それと温泉水の飲用は、消化管表面への効果と体内への取り込みがあります。まさに五臓六腑に放射エネルギーが行き渡るのです。

館内の壁には多数の利用者から感謝のお手紙が貼られていました。体験談も資料として編纂されています。皮膚疾患、冷え症、関節痛、糖尿病、がん、様々な健康の悩みを抱えた方たちから、良化の報告があります。

日に三回から五回、一回三十分から百二十分もの入浴が標準です。食事は質素、断煙と断酒と生活の改善も図る一週間以上の温泉療養です。驚きの奇跡が書かれています。一番は、乳がん手術の前日に、湯治に来て三週間、心身の休養をされた婦人の話です。その後、主治医の診断で、がん組織が消滅していました。経過は順調で、この方が三週間の湯治を繰り返しているとのことです。免疫力が急速に高まり、がんに打ち勝ったのです。凄い。

私は大浴場と露天風呂に入りました。湯気でもうもうとしています。数名の男性の他、四十歳前後と思われるカップルも入浴されていましたので、少し驚きました。奥さんの体調を気遣ってご主人が付き添われたのでしょう。なかなかできることではありません。二股の山中には優しい時間が流れていました。

食事は、持ち込みや自炊もできます。私たちは食堂へ行きました。大きなテーブルで相席になります。

みなさん、ご自分の病気について話されていました。お一人は前立腺がんで、人間ドックでの検査で七年前に発見されたあと、手術を受けずにいるとのこと。もう一方は、二年前の胃がん手術の後、強烈な化学療法を受けていました。お二人とも、穏やかなお顔でした。のんびり、温泉に浸かりリラックスされていました。ここに来る人たちは病院だけではなく、ラジウム温泉の力も信じているようです。私も温泉力による療養を信じている一人です。体験から、そして科学から、そう判断しています。

第十一話　日本文明の形成に大きく関わる海路

北海道で最も古い記録にある道南の温泉を目指して、車を走らせました。古いといっても明治や江戸時代のことではなく、もっと大昔のことです。そこは函館の南西、松前に近い知内《しりうち》です。二〇一三（平成二十五）年九月の週末、道南の活火山の駒ヶ岳の麓《ふもと》の大沼湖畔に前泊しました。

当日は小雨で、暑くもなければ寒くもない天候でした。函館湾に面する国道二二八号線を、左手前方に津軽半島竜飛《たっぴ》岬を遠くに眺めながら走ります。木古内《きこない》を通過し、知内《しりうち》町の山手に入ると、十一時に目的地に到着しました。一九八八年に完成した青森と北海道をつなぐ世界最長五十四キロメートルの青函海底トンネルの開口は、隣の福島町にあります。ＪＲ海峡線は知内を抜け、来年には道民待望の新幹線がやってきます。

施設前の立て看板には知内温泉の由来が説明されています。鎌倉幕府第二代将軍である源頼家の命を受け堀子数百人を引き連れて金山《きんざん》見立てのため、荒木大学が蝦夷《えぞち》地に渡りました。宝治元（一二四七）年のことです。その時に湯が湧出しているのを発見し、草小屋を建てました。打身・切傷などの治療に効能があったとあります。

鎌倉幕府の目的はもちろん温泉ではなく、金山です。私は、それは源頼朝に文治五（一一八九）年に滅ぼされた東北の豪族・奥州藤原氏の金山だったと推理します。その都である平泉は金で有名です。ですから、東北地方の金山のみならず、藤原氏は北海道の金山も手中に収めていたと考えるのが自然です。

知内では、今から一万四千年前の旧石器時代末期の日本最古の墓が発見され、ここから出土した「玉」や「垂れ飾り」などの装身具は、国の重要文化財に指定されています。

北海道最古の神社といわれる雷公《らいこう》神社が知内にあります。そこに伝えられている古文書「大野土佐日記」には、一二〇五年、甲斐国伊原郡の荒木大学が鎌倉幕府の命により、砂金採取のため涌元へ上陸したと記されています。藤原氏が源氏に滅ぼされてから十六年後のことです。そこには砂金掘りの家が千軒あり、近くの一番高い山が千軒岳といわれ、砂金掘りの人夫により知内温泉が発見されたとなっています。道南の片田舎にある驚きの歴史が、温泉とともに平成の今に伝えられていました。

一二〇〇年ごろの蝦夷地の人口が二万人ほどと推定しますと（拙著『誇りある日本文明』青林堂、二〇一七年）、知内の金山の人口は当時としては相当な密度にあったことになります。それだけ、当時も黄金は人々に魅力がありました。その金山を奥州藤原氏が支配し、その後、源氏に移ったのです。

寛文五（一六六五）年、第九代城主・松前志摩守高広公の奥方ご入湯に当たり、福島村土門治兵衛の先祖に仮家営造を仰せ付けたとなっています。松前公はその後、湯守《ゆもり》をおいて温泉の発展をはかり、第一代湯守三十郎より、第十代八太郎に至っています。これが知内の温泉のご先祖です。

まだ午前中でしたが、歴史的な温泉に入るべく、建物に入りました。温泉宿ですが、

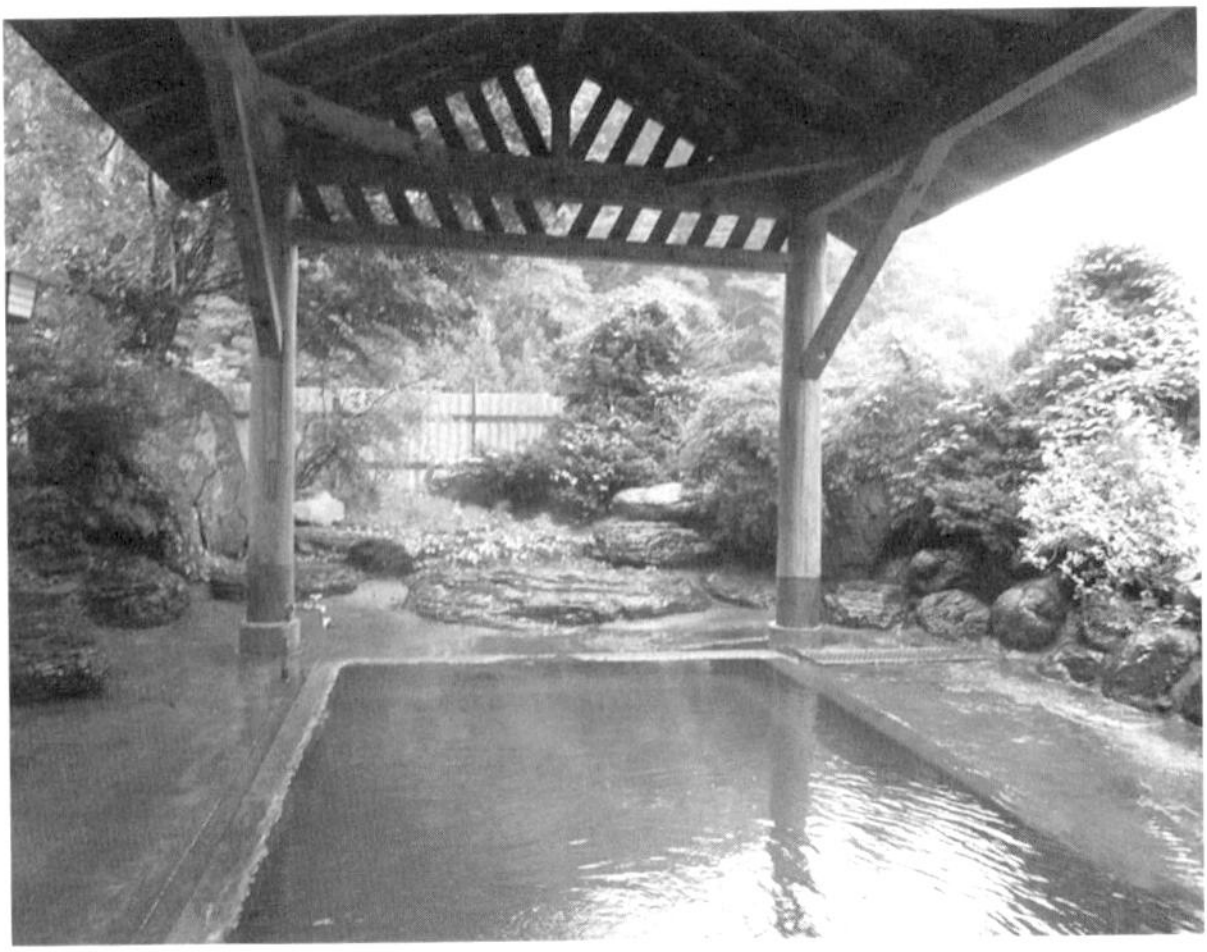

北海道最古の知内温泉

日帰りの入浴も受け付けています。内湯として男女別に二つずつと、混浴の露天風呂が一つあります。

庭先に屋根の架かった六畳ほどの広さの露天風呂です。美しい庭の中で誰もいない温泉にゆっくりと浸かり、歴史の想像を膨らませました。北海道と本州東北は、いつのころから一体化した文化文明があったのでしょう。その重要なヒントが『日本書紀』に記録されています。

斉明天皇は四（六五八）年、五年、六年と阿倍臣に東征（蝦夷征伐）を敢行させました。

「五年春三月、阿倍比羅夫《あべのひらふ》をつかわして、船百八十隻を率いて蝦夷征伐をさせた。アキタとメシロ二郡で二百四十一人、津軽郡百十二人、イブイサエ（胆振サエ）の二十人を一か所に集め、大いに饗之禄を与えた。すなわち、船一艘と五色のシミノキヌとをもって、かの地の神を祭る・シシリコに至る時に、トビラの蝦夷胆廉島、菟穂名の二人すすみていわく後方羊蹄《しりべし》をもって政所となすべし」

阿倍臣は、蝦夷地の神を祭り、後方羊蹄に政所を置いたのでした。

さて後方羊蹄の地はどこなのでしょう。松前藩主松前邦広の子、広長の著『松前史』（一七八一年）において、「西部シリベツの図に嶽あり、すなわち本名羊蹄」とあります。

さらに、幕末の蝦夷地探検家で、明治政府の中では、開拓大主典、開拓判官などを命じられ、北海道の名づけ親となった松浦武四郎が、この伝説を飛躍的に結実させました。彼の紀行文「後方羊蹄日誌」に、阿倍臣が政所を置いた地の探検が記されています。「アブタ（虻田）からルーサン（喜茂別）に出て、現地民（原文では土人と記されている）の丸木舟でシリベツ川筋の源から川沿いに下り、イソヤに出て」

翌年二月三、四日にかけて冬の厳しいなか、後方羊蹄《しりべし》を登頂。

「五日、マッカリ（真狩）川の渡しにつき、後方羊蹄神社の建立を現地民と相談して、うやうやしく祭文を奉して定山渓《じょうざんけい》から札幌に出た」

すなわち、後方羊蹄は、現在の羊蹄山であり、その山麓に、阿倍臣が政所を置いたと信じられるのです。

武四郎は、後方羊蹄神社建立の趣意書の中で、次のように熱い思いを語りました。

「人皇三十七代斉明天皇の御代、阿倍比羅夫が蝦夷を征し、後方羊蹄の山麓に郡領（政所）を置いて帰ったのだが、源平二氏の争乱で頽廃《たいはい》し、松前藩の好商どもの手でその柱礎の余残も隠滅させせられてしまい、その昔皇化をこうむった蝦夷も、いまは鬼畜のごとき場所請負人と、ウソ八百の僧侶に苦しめられているので、昔の役所のあとに神社を建て、教えを導きたいから一人金二朱ずつの寄進を願いたい」

私も、松浦武四郎の解釈に強く賛同する一人です。彼が寿都《すっつ》とした地は、羊蹄山の西方向、日本海側の大きな港です。阿倍臣が舟百八十艘で到着するのに好適な港で、寿の都の命名に相応しい地です。この港は、斉明天皇の頃から、蝦夷ヶ島の交易港であり、藤原氏の市もあったといわれています。青森には十三《とさ》湊《みなと》の港があり、その交流は古来より盛んであったと推理されます。北海道の歴史はあまりにも知られていませんが、興味深い複数の事実が、今、結ばれようとしています。

海路による交通と輸送が南北に長い日本列島の文明の形成に、古代より大きな役割をはたしていたのです。

第十二話　あの日、東京で

平成二十三年三月十一日、私は千歳空港を十時三十分、全日空機で飛び立ち、羽田空港に十二時十分、定刻に到着。空港内で蕎麦を食べ、いつものように京急に乗りました。途中、都営地下鉄三田線に乗り換え、春日駅で下車し、十四時、ビジネスホテルにチェックインしました。

この日、文京シビックセンター展示ホールで「シルクロード今昔 展示と講話の会」を開催することになっていました。私からの報告は、中央アジア楼蘭周辺での未曾有の核爆発災害の研究成果です。他に、ウイグルからの留学生を長年お世話している白石念舟氏の現地見聞、横浜桐蔭大学のペマ・ギャルポ教授と僧侶小林秀英さんからのチベットの中国共産党の核兵器開発問題、オルフノド・ダイチンさんから南モンゴルの人権問題を報告する予定でした。

近くのドラッグストアへ行き、買い物かごを持った瞬間に、大きく店内が揺れました。危険を感じ、店外に飛び出すと、目の前の住友ビルが、逆振り子のようになって、今にも倒壊しそうな光景です。

震源が宮城県沖百三十キロメートル、海底深さ二十四キロメートルで発生したマグニチュード九・〇の巨大地震が、十四時四十六分に発生したのです。その地震の第一波（P波）が四十秒ほどして、そしてより強い第二波（S波）が八十秒後に東京に伝搬《でんぱん》してきました。

周囲のひとたちも、驚愕の表情です。通りを振り返ると、二十六階建ての文京シビックセンターは、不動のまま直立していたのです。免震ビルの凄さに、感心もしました。

その直後から、ホテルのエレベーターは停止しました。山手線をはじめ全てのＪＲばかりか、都内の全ての地下鉄路線が終日、完全に停止したのです。もう少し遅く羽田空港についていたら、私は缶詰状態です。早めに上京して幸いでした。

ホテルの非常階段を上り、四階の自室にもどり、テレビを見ると、宮城県沖で発生した巨大地震の規模を報じました。震源地の宮城県の最大震度が七、東京の震度は五強でした。まもなく、ヘリコプターから映した沿岸に押し寄せた大津波の映像をリアルタイムに見せたのでした。海が内陸に進行する中、逃げる車、呑み込まれる家々、海水が逆流する河川、高台から驚愕する人々。私は二時間以上もテレビ画面に釘づけでした。

都内のホテルに人が溢れ、夜になっても、郊外の自宅へ徒歩で帰る人たちで歩道はいっぱいでした。東京は、災害に弱い都市だったのです。震度五強で、帰宅難民の数は三百五十二万人と推計されました。また、高層ビルのエレベーターは停止し、それらのホテルも、上下移動の機能を失ったのでした。

原発立地県および、電力会社は、通常、インターネットで原子力施設の放射線データをリアルタイムに自動発信しています。しかし、その日、データが開示されていなかったので、少し心配しました。後でわかったことですが、原発の通信機能が失われていたのでした。
　晩のテレビニュースで、私は「太平洋側の全原子力発電所の核分裂連鎖反応の自動停止」を確信しました。もし、原子炉反応が、地震で暴走したならば、原子炉が一気に崩壊し、原子炉建屋が吹き飛び、テレビニュースになったはずです。しかし、そうした大規模な事故の発生は、どのテレビ局も報じませんでした。そのことで、それはなかったのだと、確信したわけです。
　黒鉛炉のチェルノブイリ原子力発電所は、一九八六年四月二十六日に核反応が暴走し、石炭の一種である黒鉛が炎上しました。これは、瞬時の出来事です。職員と消防士ら三十人が急性で死亡しました。原子炉が完全に崩壊したのです。他方、二〇〇七年七月、新潟県中越沖地震の震度六強で揺さぶられた柏崎刈羽《かしわざきかりわ》軽水原子炉は、地震P波検知で自動停止し、その後の炉心冷却にも成功しています。（『核エネルギーと地震』医療科学社、二〇〇八年）
　こうした事例調査を知っていますので、日本の軽水炉は地震発生時に、自動停止する

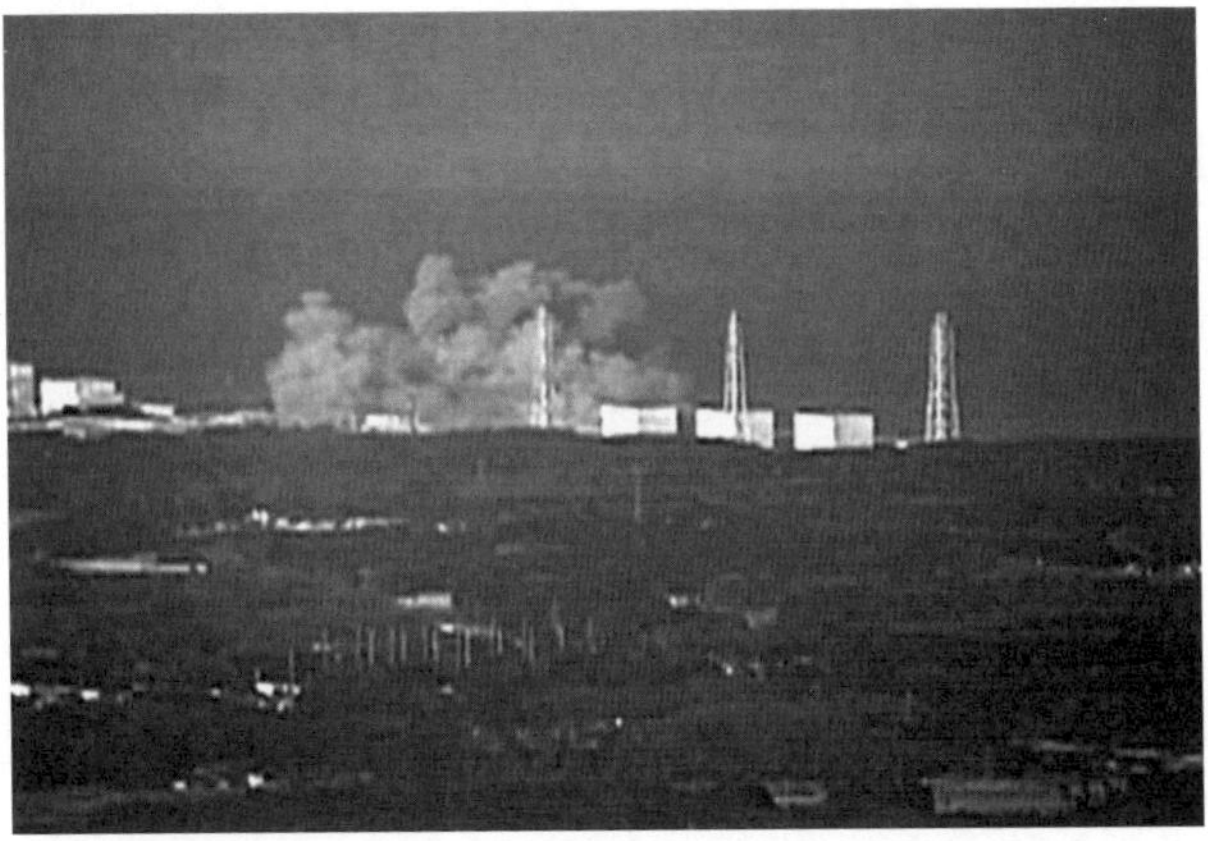

2011年3月14日11：01　福島第一原発3号機の水素爆発

と信じていたのです。したがって、震源に最も近い女川原発のみならず、福島や東海村にある全ての軽水原子炉が、核分裂連鎖反応を停止させていたと、十一日の晩、既に私は判断していました。

後日のニュースで、原子炉の自動停止を確認しました。女川と、福島第二の原発は、その後の炉心冷却にも成功し、完全に安全を保ちました。しかし、非常用電源と冷却ポンプを喪失した福島第一原発では、緊急事態に陥っていたのです。それでも予測通り、死亡事故や急性放射線障害者はゼロでした。

翌十二日十五時三十六分に福島第一原発一号

機で火災を伴わない爆発が起きました。原子炉内の水が分解して発生した水素ガスが、圧力容器を収納する格納容器から原子炉建屋に漏れ出し、建屋の壁を吹き飛ばす水素爆発でした。化学反応による爆発で、核融合を伴う爆発（水爆）ではありません。

この種の爆発が、三号機では十四日十一時一分、二号機では十五日六時十分に発生しています。四号機は、二号機とほぼ同じ時刻に爆発がありました。この水素爆発の背景には、高温になったウラン燃料の溶解と、圧力容器の一部破損が考えられます。幸い、運転員らに負傷者・死亡者はいませんでした。

混乱の中、シルクロード今昔展を一日遅れで開催しました。核放射線災害調査の専門家として私は、文京シビックセンターにいながら、福島原発の放射線セミナーを同時に行いました。新聞紙上やチャンネル桜のネットテレビ番組に出演、そして自分自身のブログで、福島の放射線事故の科学解説を発信し続けました。

この初期段階で、私は福島の軽水炉が広島の核爆発やチェルノブイリの原子炉崩壊のような種類の核放射線災害にはならなかったと理解していたのです。

第十三話　震災元年四月、現地へ

東日本の太平洋沿岸を津波が襲った大震災の直後に、モンゴルの首都ウランバートルでの放射線防護科学会議に出発しました。計画していた中央アジアでのメガトン核爆発災害の影響を初めて現地で議論したのです。福島軽水炉の放射線事故はモンゴルでも話題になっていて、当地の新聞で、私のインタビュー記事が大きく掲載されました。

さて、三月二十八日に札幌医科大学に戻り、早速、福島放射線衛生調査の準備に取り掛かりました。原子力災害緊急時にすべきことは、過去の事例が示す通り、周辺住民の甲状腺中の放射性ヨウ素の放射能検査による線量評価です。ウランの核分裂で生じる放射能は、半減期が短い核種ほど大きく、しかも、甲状腺に蓄積するヨウ素は、その臓器に集中的に線量を与えるからです。筆者は十年前に、甲状腺の内部被曝線量のその場評価法を開発していました。福島県内で、初めての実践になります。

四月六日、ＪＲ北海道の特急スーパー北斗十号で、単身、札幌を出発しました。比較的、空いていました。車内で線量率や積算線量を測定し、手帳に記録します。

大きめのトラベルケース一つに、ポータブルラボ一式、着替え多少、応急薬品一式、手ぬぐい、髭剃り、防塵服・防護マスク、放射線防護六段階区分解説用のポスター、被災者にプレゼントする自著『お母さんのための放射線防護知識』、ＧＰＳ、ノートパソコンを詰めています。野外調査用のベストのポケットには、直読式の個人線量計、ガンマ線サーベイメータ、記録用手帳、三色ボールペン、デジタルカメラを入れると、ずっしりと重かったです。

出発地である札幌で、放射線を計測しました。地表面でのガンマ線スペクトロスコピー一分間測定で、顕著な人工核種・放射性ヨウ素や放射性セシウムなどは検出されませんでした。空間線量率も毎時〇・一マイクロシーベルト未満で正常値です。

線量六段階区分と人体影響のリスク

線量レベル	リスク	線量
A	致死	4 Sv 以上
B	急性放射線障害、後障害	1 ～ 3 Sv
C	胎児影響、後障害	0.1 ～ 0.9 Sv
D	かなり安全、医療検診	2 ～ 10 mSv
E	安全	0.02 ～ 1 mSv
F	顕著な残留核汚染がない	0.01 mSv 以下

※ Sv はシーベルト、m はミリ。D ～ F は医療対応不要

冠雪の駒ヶ岳を大沼の際を走る車窓から眺めていると、間もなく、列車は函館駅に到着。そこで、特急スーパー白鳥三十四号に乗り継ぎます。

津軽海峡の海底・青函トンネルを通過し、青森に午後四時少し前に到着。翌朝の仙台行の高速バスの時刻を確認してから、駅前のビジネスホテルにチェックインしました。

市内に住む妻の叔母へ電話し、叔父の車で、青森湾に接する合浦《がっぽ》公園に向かいました。毎時〇・〇三二マイクロシーベルト。そこで、地表の放射能を、ガンマ線スペクトロメータで、その場計測しました。しかし、福島から飛んできたと思われる放射性核種は検出されませんでした。

その後、叔父宅へ寄り、二人の甲状腺の放射能検査を、同じ計器でしました。幸い、放射性ヨウ素は検出されませんでした。青森市内への放射線の影響は無視できる線量レベルFと判断しました。

四月七日午前十時三十分、ＪＲ青森駅前からバスで出発しました。車内で線量率を計測しながら、東北自動車道で仙台に向かいます。右手に地元では津軽富士と呼ばれる岩木山を懐かしく眺めながら、津軽を抜けていきます。

秋田県の北東部を抜け岩手県に入りました。このあたりまでは車内の放射線に変化はありませんでした。バスの中で測定した結果、青森県内の放射線レベルは、通常範囲でした。

その後、標高二千メートルの雪の岩手山の東の麓《ふもと》を進むと、車内の放射線は次第に上昇していきました。東北自動車道は、奥羽山脈を東側に抜け、東側の北上高地との間の北上盆地を盛岡から仙台に向かう行程となります。

バスは前沢サービスエリアで小休止になりました。線量率は車内が毎時〇・二四マイ

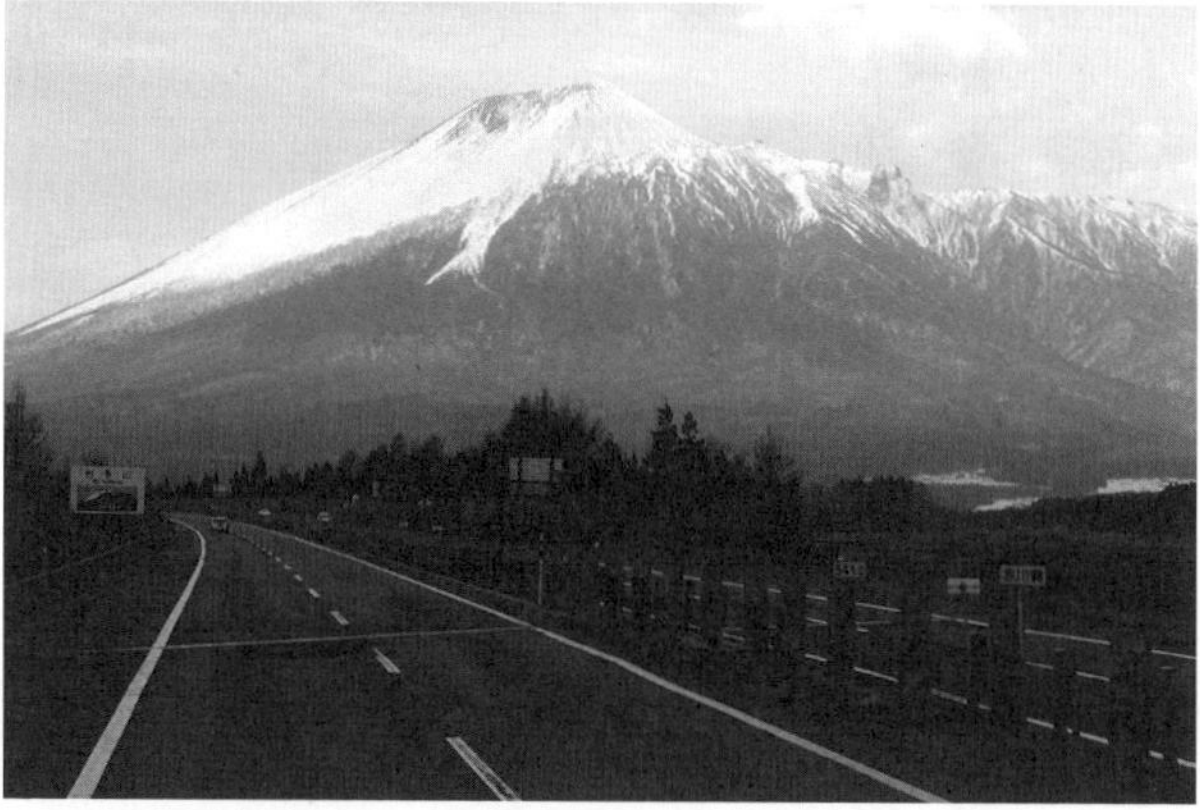

車窓から眺める岩手山　平成23年4月7日

クロシーベルトに対し、車外の芝生上では〇・六二マイクロシーベルトと、およそ三倍です。

福島からの核分裂生成物が標高一千メートル級の岩手山や奥羽山脈に阻《はば》まれ、以北の青森や北海道にほとんど届かなかったようです。つまり、福島では水素爆発はあったものの、火災炎上による放射性物質の二千メートル以上の顕著な上昇がなかったのです。

チェルノブイリ事故では、十日間に及んだ黒鉛火災により、原子炉暴走後に大量の放射性物質が上空に舞い上がり、ヨーロッパ、アジア、日本にまで降ってきました。

その後、一関あたりで車内の放射線は極大の毎時〇・三九マイクロシーベルトとなりましたが、そこを過ぎると仙台までは低下していきました。午後三時二十分、仙台に到着。バス停近くの花壇で測ると、毎時〇・二三マイクロシーベルトです。これらの数値から判断すると、北上〜仙台間の百日間線量（百日間に、その地域の人が受ける線量）は概してレベルEで安全です。

四月上旬の仙台市の街並みは、一見大震災があった後とは思えないような普通の光景です。しかしよく見ると、吉野家など休業している食堂が散見されました。都市ガスが不通になったためです。

チェックインしたホテルは内外とも正常には見えますが、ガスがないため、風呂もレストランも利用できない状況です。

十九階の部屋の窓から眺める光景からは、大震災の爪痕は見当たりません。タクシーの運転手によれば、都市全体が耐震補強や工事が既になされていたのです。室内の放射線は毎時〇・〇三〇マイクロシーベルト。ガンマ線スペクトロスコピーの結果、室内汚染はありません。

市内の環境調査のため、近くの五橋公園に行きました。空間線量率毎時〇・二〇マイクロシーベルト。ガンマ線スペクトロスコピーの結果、青森までは見られなかった、ヨウ素131、セシウム131、137のガンマ線と想像できるデータが、顕著に検出されたのです。

その晩遅くに国分町の居酒屋で、ホヤと牛タンなどで、久しぶりに宮城県の地酒を楽しみました。店員に聞くと、プロパンガスなので、営業できるということです。ほろ酔いで店を出ると、大きく街全体が揺れました。なかなか止まらない大地震M七・一、震度六強。仙台は、最大の余震に襲われたのです。その時、神戸の大震災の記憶が蘇りました。

あの日、私たち家族は兵庫県に暮らしていました。

第十四話　福島と神様

四月八日朝、目を覚ますやいなや、三十キログラム近い重量のトランクを担いで、十九階から非常階段を下りました。やはり、エレベーターは停止したままでした。どうにか午前九時三十分発の福島行の高速バスに間に合いましたが、発車三分前です。一九九五年の神戸の大震災も乗り越えた不死身の科学者、いざ福島へ！

実は、その後電話連絡が取れなくなった支援の仲間やシルクロード科学倶楽部の会員たちからは、死んだかもしれないと心配されていたようです。地震は放射線よりも危険で怖いものです。

札幌出発から仙台の八日朝七時までの四十五時間、私の積算線量は五マイクロシーべルト（平均毎時〇・一）と全く心配のない線量でした。もちろん、自身で測定した甲状腺の放射性ヨウ素量は検出できないほど微量です。

高速バスは空いていました。乗客は、被災地を支援するボランティアの人たちや、疎開の人たちです。順調にバスは進み、定刻の午前十時四十分、福島駅前に到着しました。そこに、福島の受け入れ協力者たちと、週刊新潮の記者たちが待機していました。

二本松市議会議員であり、隠津島《おきつしま》神社の宮司でもある安部匡俊さんたちの働きかけで、二本松市内の中学校と小学校、そして浪江町から太田町民センターへの避難者に対して、講演と甲状腺検査を含む健康相談会を実施できることになっていました。

実は当時、児童の甲状腺に放射性ヨウ素が検出された川俣町に成人のヨウ素測定を申し入れていたのですが、これは町の災害対策本部から断られていたのです。これも行政の混乱した状況の表れでしょうか。そこで、知り合いの北海道神宮の権禰宜《ごんねぎ》さんに相談し、交流のある福島県の神社で、現地での検査と放射線衛生の説明会の開催実現を図ったのでした。

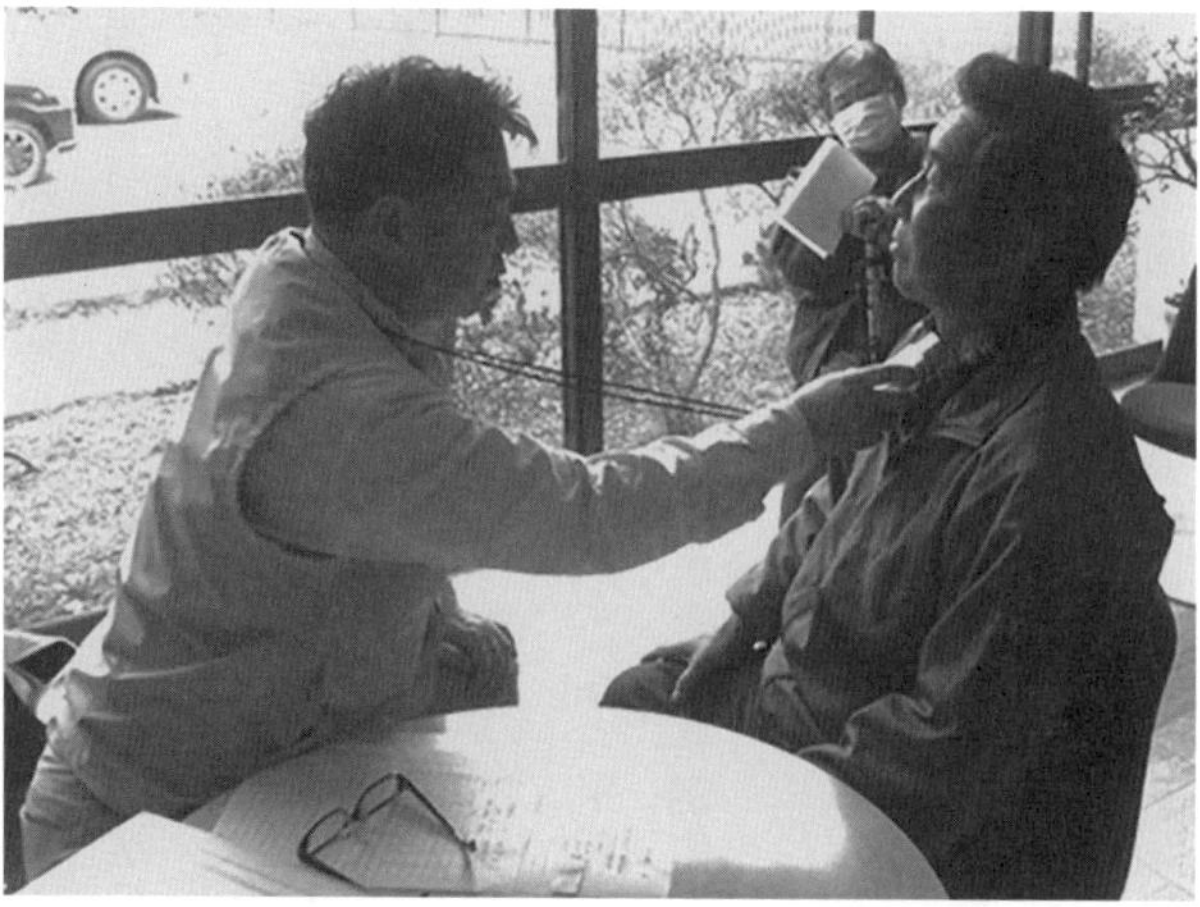

二本松市へ避難した浪江町の人たちの甲状腺中の放射性ヨウ素の測定をする筆者（左）

さて私たちは早速、二本松市へ向かって出発しました。途中、桜台の住宅地で計測し、三島神社では地域と旅の安全を祈願しました。

二十キロメートル圏内の浪江町から二本松市へ避難した人たち二百人のうち、七十人が太田住民センターに集まっていました。午後二時、放射線防護学の専門家として私が用意していた線量六段区分の大型ポスターを示しながら、今の周辺環境の放射線の状況と放射線医学について講演しました。

その後、希望者四十名が、私の甲状腺

の線量検査を受けました。その方法は、その場で、私の甲状腺表面のガンマ線線量率を測定し、それをゼロ基準にして、次に、検査を受ける人の甲状腺表面の線量率を測ります。後者の値からゼロ基準値の値を引き算した数値から、その時点の被検者の甲状腺中の放射性ヨウ素量を算出します。そうした方法を、私は二〇〇一年の研究で開発していました。

測定日の値をさらに、最初の放射性物質の漏えいがあった三月十二日に遡《さかのぼ》って、初期の放射能値を推定し、そこから甲状腺の線量を計算します。検査日の会場では、そこまではすぐにできませんので、測定値の線量率から、およその線量レベルを暫定的に評価し、各自に説明しました。

希望者全員の検査が終わってから、結果全体についてのまとめを、全員に説明します。「浪江町の皆さんの甲状腺線量レベルはEで、健康影響は少ないという結果になりました」（後で、三月十二日の初期放射能を計算すると、線量レベルはDでした）

これを聞いて、会場に集まった町民のみなさんは、かなり安心したように見えました。

会場から、質問が上がりました。これらに対して、私は答えました。

「チェルノブイリ事故と比べて、私たちの値はどうですか?」

「みなさんの甲状腺に放射性ヨウ素はありますが、チェルノブイリの線量レベルB～Aに比べて、圧倒的に少ないので、そんなに心配入りません」

「健康に注意した生活は、どのようにしたらよいでしょうか?」

「現在の福島県内の放射線の強さは、推定するとレベルDで、危険はありません。気を付けるべきは、不健康な避難生活にあります。お酒やたばこを飲みすぎないようにしてください」

この後、午後五時十分、隠津島神社に立ち寄り、小休止しました。境内の空間線量率は毎時二マイクロシーベルト。アルファ線は二cpm（一分間あたりの計数）と、プルトニウム汚染はありませんでした。

その次は、針道の東和小学校に行き、午後六時三十分より、「環境放射線と健康」のテーマで講演しました。屋内運動場には、教員の他、東和中学校の保護者も加わり三百人ほどの聴講がありました。

その日の二本松市内の屋外の放射線や、浪江町の人たちの甲状腺中の放射性ヨウ素の検査結果を含むホットなデータを、線量六段階区分を示しながら説明しました。その後、保護者と教員からの多数の心配に応えました。

「子どもたちを屋外で遊ばせて良いでしょうか?」

「大きな危険はありませんが、県の指導に従って、しばらく、屋外にいる時間を控え、屋内にいるようにしてください」

「屋外の体育はどうしたら良いでしょうか?」

「屋外の体育が危険ということはありませんが、しばらく、屋内運動場内での体育の時間を増やしてください。放射性ヨウ素は、半減期が八日なので、八十日後には、放射能が一千分の一に減衰します。しばらく、辛抱してください」

講演会を済ませ、暗い夜道の中、福島駅を目指して、車を走らせました。駅前のビジネスホテルに、午後八時頃、チェックインし、すぐにシャワーを浴びました。

その晩は記者二人と一緒に、近くの焼肉屋で食事になりました。その日の検査結果や福島県民の反応、今回の原発事故のことなど、酒を飲みながら語りました。「明日の午後は、検査した浪江町の人に頼まれた、残してきた牛たちを観に行きます」

ホテルの部屋に戻ってから、前日の仙台までの調査結果を、インターネットでブログに開示してまもなく、夜に弱い私は、眠りにつきました。その日の福島県内での私の個人線量の積算値は、僅か〇・〇〇五ミリシーベルトです。

第十五話　浪江町と元気な和牛たち

四月九日、朝四時半に目を覚ましました。仙台から二本松までのデータをまとめて、インターネットに公開しました。その後、自分の喉に、ガンマ線サーベイメータを押し当てて、放射性ヨウ素検査をしました。顕著な内部被ばくはありませんでした。それから朝食です。

二本松市立第一中学校には、学区内の小学校の保護者ら二百人ほどが集まり、十時から二時間、講演と甲状腺の放射性ヨウ素検査を希望者二十四人に行いました。甲状腺線量はレベルEで、浪江町《なみえ》からの避難者に比べて低い値でした。

昨日同様、福島第一原発から県内の環境に放射性ヨウ素が顕著に漏えいしたにも関わらず、政府事故対策本部は、二本松市民に対しても、放射性ヨウ素の内部被ばく量検査をしていなかったのです。さらに、安定ヨウ素剤の配布もありません。つまり、私が実施したボランティアの検査以外はなかったのです。ですから、県民が心配するのも無理はありません。

核放射線に関する検査の取り組みは、信用や信頼関係が要となるのは、世界のどの調査も同じです。今回は、地元の市議でもある神社の宮司さんの信頼があっての現地検査でした。受け入れ態勢は、延べ五百人くらいの参加を得たことを見ても成功でした。

私たち三人は正午に第一中学校で安部宮司らと別れ、東方の福島第一原発を目指しました。

午後一時四十分、葛尾《かつらお》村に到着しましたが、人の気配はありません。大柿ダムの北側のトンネルを抜けて退避圏内の浪江町に入りました。車外は毎時〇・〇一七ミリシーベルト。仮に二十四時間屋外に立ち続けたとしても、〇・四ミリシーベルト以下に過ぎない値です。

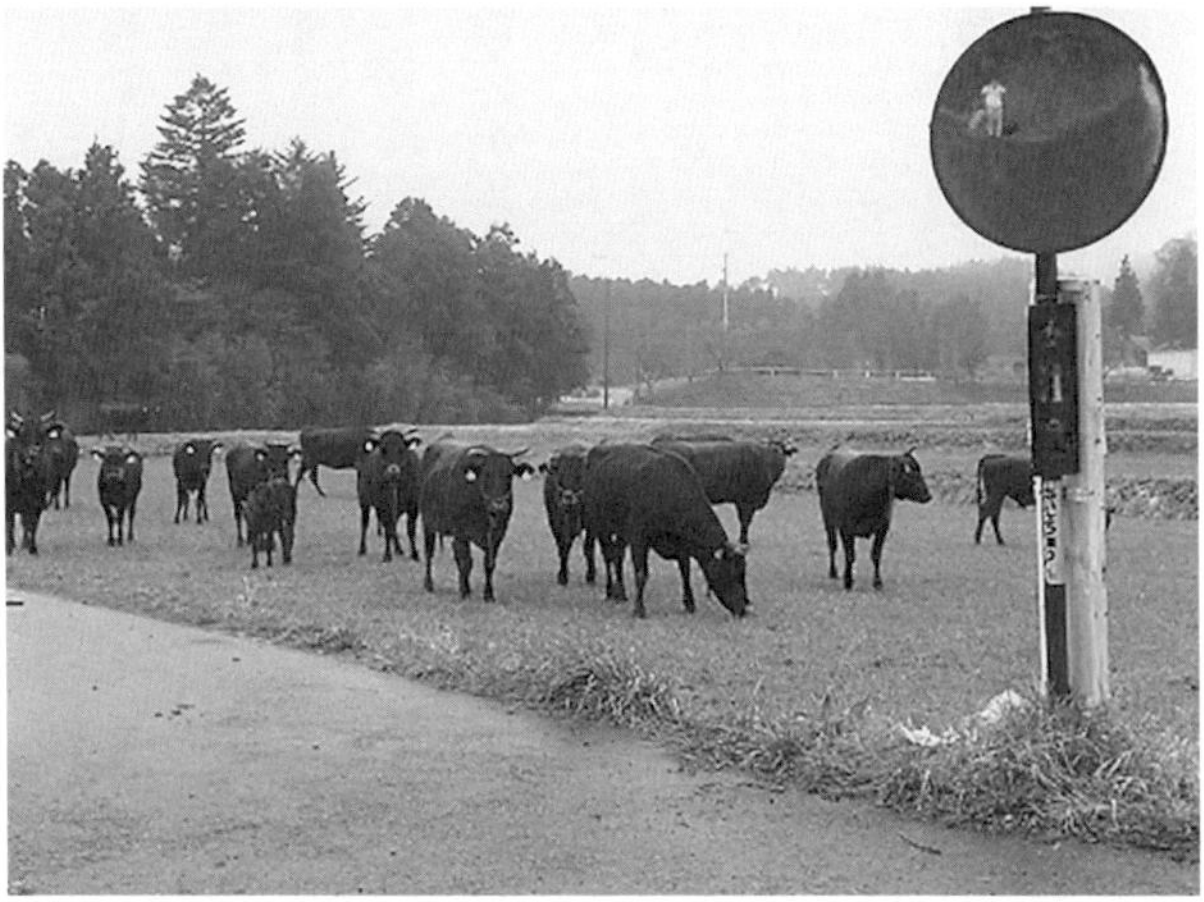
浪江町田尻の牛たち　４月９日

健康リスクの目安として、百ミリシーベルトを線量限度とします。今回の調査でも、胸に装着する個人線量計は、十ミリシーベルト以上になると、警報が鳴るように設定しました。万一、警報が鳴れば、遠方へ退避します。しかし、そうした緊急事態はありませんでした。

一九八六年四月二十六日に発生したソ連型黒鉛原子炉が暴走したチェルノブイリ事故では、周辺の町の線量は、一日百ミリシーベルトと危険な事態だったのです。これに比べれば浪江町は百分の一以下です。屋内退避で十分な放射線防護ができます。しかし、政府事故対策本部の無謀な緊急避難命令により、医療弱者七十人が、移動中や、体育館で死亡しました。まさに人災です。

午後二時半、田尻で車を降りました。人はいないのに、農家の上空を二十羽ほどの伝書鳩が飛んでいました。私は少年時代に伝書鳩レースをしていましたので気になりました。遠くに赤い屋根の牧場が見え、そこに黒い毛の牛たちが放たれています。二十頭くらいが、私を見ています。そして、こちらに向かって歩いてきました。目前五メートルくらいまで近づいてきたのです。淋しかったのでしょう。

プルトニウム汚染の有無を確認するため、地表面のアルファ線を計測しました。三回の平均で、毎分二カウントは、汚染がない、自然放射線レベルでした。ちなみに、ソ連（現ロシア）のセミパラチンスク核実験場での同様のアルファ線計測での最大値は百五十カウントでした。

付近を歩いてみると、畑のぬかるみに足をとられて死んでいる一頭の牛を見つけました。ここで偶然出会ったのが、浪江町の牧畜家で、元町議会議長の山本幸男さんです。

牛の世話のために一時帰宅したところであり、末森地区で、牛たちを野に放ったその人でした。

この時、山本さんは弱って牛舎に横たわった牛を、どうにかして生かしてやろうと懸命に介抱していました。私もまた、彼とともにバケツに水を汲み、牛に水を与えました。その時、山本さんがふと言ったのです。

「政府は放射能を被った牛はもうだめだと言うが、実際にどうなのか。本当にそうなのでしょうか。是非、専門家に調査して欲しい」

「私が調査します」と答えました。

広島では核爆発後の「黒い雨」を浴びた牛が下痢をしたという記録があります。また池の魚が多数死にましたし、黒い雨で子どもの頭髪が抜けたという証言もあります。しかし、福島の場合、そうした現象は全く見られませんでした。牛はおよそ一か月間、周囲の雑草を食べ、川や池の水を飲んで生きています。元気そうに見えます。これは強制避難させられた二十キロメートル圏内が、実は低線量率だったことの証拠です。

その後、福島第一原発に、徐々に接近していきます。交差点の信号機は全て機能を停止しています。路面は、地震の影響で、ところどころ破断しています。途中、犬二匹が尻尾を振って、私たちに近づいてきます。記者の一人が持っていたお弁当をあげました。置き去りになった犬たちも脱毛しておらず、元気でした。

福島第一原発の西側のゲートやフェンス際の周辺道路に沿って車を進めました。車を降りて、原発周辺の汚染調査をします。放射線の強さは、避難区域の浪江町や双葉町の二倍程度です。最大でも毎時〇・〇五九ミリシーベルトでした。この値は、チェルノブイリの緊急事態時の値の一千分の一以下です。原発の敷地境界に達しても、線量率は毎時〇・一ミリシーベルト未満で危険はなかったので拍子抜けしました。そのため、用意していた簡易防護衣と防塵マスクを使用するに至らなかったのです。

敷地内でプルトニウムが検出されたとの報道があったので、境界付近数か所の地表面でアルファ線を念入りに計測しました。結果は最大で毎分七カウントです。空中ではアルファ線は検出されませんでした。すなわちプルトニウムを含む微粒子は空中を漂ってはいません。

プルトニウムは重い元素なので、遠方まで飛びにくいのです。福島第一原発の圧力容器・格納容器器ともに存在し、多くの溶解した燃料と個体の放射性物質は、その中に存在しています。チェルノブイリ黒鉛炉のように、核分裂反応の暴走爆発がないので、周辺が重い金属性の核種で汚染していないのです。プルトニウムの吸い込みは、肺がんリスクを高めますが、この心配は入りません。

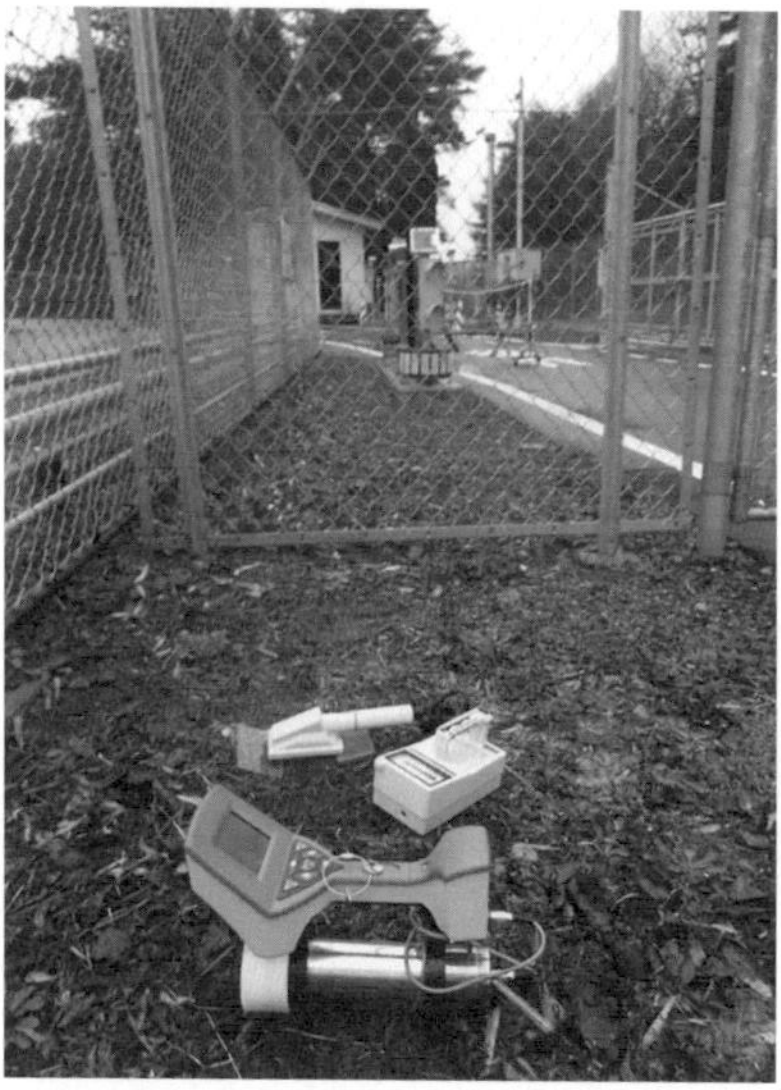

福島第一原発敷地境界にプルトニウム汚染はなかった　フェンスの左側は敷地内

福島第一原発の北側の海辺まで行くと、誰もいない民家と散乱した敷地。地震と津波の爪痕が目の前に広がりました。

夜道のなか車は進み、午後七時

半、福島駅前のホテルに戻りました。その日の積算値は〇・〇五五ミリシーベルトで、安全に調査できたのです。安全な低線量率レベルEでした。

第十六話　福島第一原子力発電所前に立つ

福島県調査の最終四月十日、朝八時にホテルを出発。国道一一五号で東へ走り、十時十分、相馬道の駅に到着しました。多数の支援物資が駐車場の一角に野積みされています。芝生の上の空間線量率は毎時一・〇マイクロシーベルト。

国道六号線で南下し鹿島町から西に折れ、八木沢峠を越えて、飯舘村《いいたてむら》に十一時十七分到着。ベンツの部品を製作する三宝製作所を訪問しました。政府が飯舘村の避難を検討する中、工場は移転すると言います。工場内外の空間線量率を調べると、毎時、外が九・五マイクロシーベルト、内が中心付近で二・一マイクロシーベルト。

私から、不安気な工員さんに尋ねました。

「屋外にいる時間は、一日どのくらいですか」

「通勤の往復で車を走らせる以外は、屋内にいます」

「甲状腺中の放射性ヨウ素の検査が、一分間でできますが、希望されますか」

「どうするのですか」

「甲状腺に蓄積している放射性ヨウ素が放射しているガンマ線を計測します。最初に、私の甲状腺を測ります。この数値を読んで下さい」

「〇・二〇です」

「では、あなたの甲状腺を測ります」

と言って、数値を手帳に記録します。

　こうして、二人が甲状腺中の放射性ヨウ素の検査を希望し、実施しました。甲状腺線量はレベルDで、浪江町《なみえまち》避難者に比べて低い値であることを説明しました。

　一一時五十分　飯舘村役場に移動。芝生の上の空間線量率は毎時七マイクロシーベルト。アルファ線は二回の平均で毎分〇・五カウント。

この線量調査から、飯館村に放射線リスクはないと言えます。放射性ヨウ素が消滅する五月いっぱいまで、屋内退避を継続すれば十分との判断を、私はしました。しかし、政府事故対策本部は、緊急時の三～四月の短半減期のヨウ素131がある時期に無策で、それが消滅した後に、飯館村に避難をさせるという、科学的に正反対で無意味なことを押し付けています。村民に個人線量計の配布がなければ、甲状腺線量検査もしていなかったのです。全く酷い話です。

南相馬市へ立ち寄りました。人通りは少なく、店も休業がほとんどです。屋内退避中であり、一部の市民は、自主避難しているのでしょうか。コンビニで、食糧と水分を調達しました。

車を走らせ、海岸線を南下しました。津波で水没した区域が広がっています。海水はまだ、引いていません。一時間ほどして、原発の排気塔が見えてきました。

双葉町に入ると、「原子力郷土の発展豊かな未来」と、町が掲げた大きな門が道路を跨いでいます。その下を私たちの車は通過します。

十三時四十分　西側の駐車場に到着し、下車しました。鳥のさえずりが聞こえ、静かです。

東京電力福島第一原子力発電所の安全推進協議会の掲示板には次のようにありました。

「今月の安全　重点目標　確実な点検・リスクアセスメントを実施し、年度末を災害ゼロで締めくくろう」

西門の守衛室には誰もいません。見渡す限り人気なし。しかし、吉田昌郎所長の下、東電職員たちと緊急作業員たちは、原子炉の冷却作業に懸命に取り組んでいるのです。

「東電、がんばれ！」と、門前で私は声を出しました。

福島県に入り三日目です。私たちは二日間、炉心が溶け、核分裂生成物の一部である揮発性核種を放出した福島第一原発の極近傍にまで接近しました。それでも積算線量は、〇・一ミリシーベルトです。これは、調査旅行に出発する前の予想を大幅に下回る値です。福島第一原発事業所周辺の避難命令が出た地域の四月は、一日〇・一ミリシーベルト未満の低線量率でした。放射能の減衰から、三月の住民たちが避難した頃の外部被曝でさえ、一日一ミリシーベルト程度の低い線量率と想像します。

新聞やテレビの報道は、最も高い地点や、一日の瞬間最大値ばかりを流していたのです。私の胸に装着した値が、現実に人間が受けた線量です。外にいたり、屋内にいたり、車に乗ったりする生活が現実です。ニュースの値は、現実の値の百倍くらい過大で、社会を混乱させていたのでした。しかし、情報が混乱した責任は政府事故対策本部にあるのは間違いありません。全国の第一線の大学の専門家たちを結集させず、どちらかというと素人判断をしていたのです。屋外の空間線量測定ではなく、実線量を確実に計測し、発表しなかった政府の責任は重大です。

県民の実線量計測は、この後七月頃までなされず、放置されました。

私は、田原総一郎司会のテレビ番組「徹底討論　原発！」のパネリストに呼ばれた際、ガンマ線スペクトロメータを持参し、イタリア人記者のデミオさんの腹部でセシウム放射能の計測をデモした後、外部被曝線量の実測のための、個人線量計を示し、政府のズサンな現地空間測定の誤りを糺《ただ》したのです。

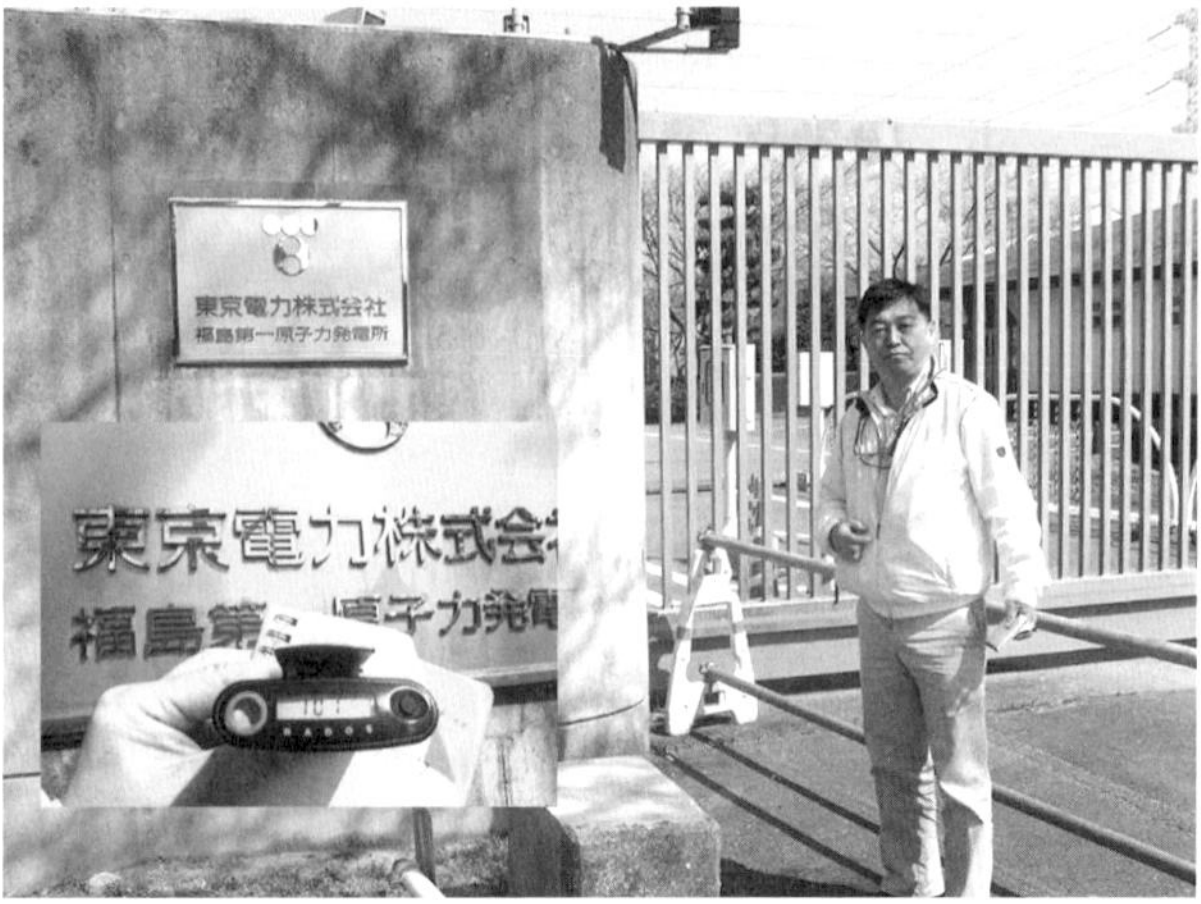

2011年4月10日　福島第一原子力発電所西門前にて筆者

その世論の反響で、個人線量計が福島県民に配布され、実測されるようになりました。結果、九十九％以上の県民の外部被曝線量が年間一ミリシーベルト以下であることが判明しました。

福島第一原発の後、道路が途中寸断されている中、迷路のような行路ながらも、福島第二原発に接近し、Ｊビレッジにも立ち寄りました。防護服を身にまとった作業員たちが席を埋める福島第一原発に向かうバスとすれ違います。こちら三人は平服ですが、現地は完全に正装（防護服）でした。

いわきインターチェンジで、ようやく常

磐自動車道へ。長時間我慢していた私たちは、早速、パーキングエリアで小休憩。食堂で野菜たっぷりラーメンを食べ、パワーを回復。地元の魚のすり身の天ぷらを、東京で待っている仲間への土産にしました。

高速道路を順調に進みながら私は今日の福島第一原発西門前での写真を含めたデータを、パワーポイントのスライドに整理し、緊急報告会の準備に集中します。

東京北区の会場で待つ主催者代表の中野隆男さんに、時々、移動状況を伝えました。四月六日に札幌を出発し、青森、仙台、福島と東日本の放射線衛生状況を調査する旅のゴールは、東京都北区の北《ほく》とぴあ・スカイホールです。

開演時刻の五分前の十八時二十五分に、駐車場に到着。重たいトランクを車から降ろし、携帯電話で誘導されながらエレベータで上階に行き、私は着替えることもなく、調査着のまま、ホールに入場しました。司会者の紹介を受けながら、待っていた百人に出迎えられ、東日本放射線衛生緊急報告会が始まりました。

報告会は大いに盛り上がり、『週刊新潮』、月刊誌『ＷＩＬＬ』で報じられ、多くの国民が、福島の意外な低線量を知ったのでした。

第十七話　南相馬の心配に応える

四月十三日に羽田から空路、札幌へ帰りました。私の担当は、医学部での医学物理教育と医学研究科での放射線防護学研究です。そのため、福島の放射線衛生調査研究は、私の本務と直結します。学生たちにも関心の高い福島の話題について、最新の研究成果を講義やセミナーの中で織り交ぜながら、本来の教育プログラムを進めました。

五月六日、南相馬市の病院が抱える悩みについて、広島大学在職時代の知人を介して、相談が入りました。翌七日、経済産業省の元職員で原子力安全保安院でも働かれた細田健一さん（現衆議院議員）から、私にメールが入り、切実な現地の状況が伝えられました。次は、南相馬市内にある大町病院看護部長さんから、相談された内容です。

「現在、この地域は〝緊急時避難準備区域〟とされており、不安になった職員が退職届を出して病院から去っていくような状況です。放射線について正確な知識が得られていないことが関係者の不安につながっているので、（一）一般的な放射線の危険性・健康リスク（二）原発三十キロメートル圏内の南相馬市の現況をどのように考えるべきか（三）仮に何らかのリスクがあるとすると、それを低減するためにどのような生活を送るべきなのか、特に、幼児や妊婦についてはどうか―などについて、専門家からご講演をいただけないでしょうか。とにかく正確な情報がほしいのです」

週明けの九日に、私は返信しました。

「ご依頼、大筋、了解いたしました。

南相馬市には、四月十日、飯舘村の後に立ち寄りましたので、少しですが状況が頭に入っています。私の立場は、放射線防護学・核災害学の専門家として、被災者側の目線に立つようにしています。政府や行政とは独立していますので、時として、異なる見解も話します。

医療や衛生学の立場です。よろしいのでしょうか。現地の環境および住民の甲状腺線量検査も実施し、その結果も当日お話しできます」

この後、大町病院の猪又義光院長からのメールも入り、実施が確定しました。

「この度は、お忙しいところ、福島放射線衛生調査の一環として、南相馬を訪問していただき、また、ボランティアでの御講演を快諾いただき誠にありがとうございます」

約束の前日六月十七日、空路で上京しました。後楽園近くの礫川《れきせん》公園内の空間線量率を測ると、毎時〇・一〇マイクロシーベルトで、正常範囲でした。四月十二日の同地点での測定値は毎時〇・一六でしたので、都内の放射線は四月の六十三%に弱まっています。セシウムの面密度は一平方メートルあたり、八十四キロベクレルです。これは四月十二日測定値の七十%に減衰《げんすい》しています。

翌朝九時、ウイグルからの留学生のお世話をしている白石夫妻らと四人で、東京・文京区を出発。ウイグルは中国の核実験の被害を受けており、私はその調査・研究もしています。（拙著『中国の核実験』医療科学社、二〇〇八年）

車内では、前回四月の調査結果のおさらいと、今回予想される放射能の減衰、風評に苦しむ現地の様子を話しながら、東北自動車道で北上しました。

福島へ向かう男三人とも妻が福島出身者か、ルーツが福島にあることが、車内の会話で判明しました。三春が一人、会津が二人。同行者の一人である大久保さんのかつての奥さんが会津の方というので、私が、旧姓を訪ねると、

「二瓶です」

私のまさかの予想が一致しました。実は、私の妻の旧姓も同じで、父親が会津の生まれです。もの凄い縁があって、今回の福島を人道科学で支援する会の活動になっていたのでした。

四時十五分、南相馬市の原ノ町駅前にあるホテルラフィーヌに到着。線量検査と講演の会場です。ロビーには子どもさんを連れたお母さん方が、線量検査の受け付けを済ませて、待っていました。

私は検査会場に入り、ガンマ線スペクトロメータを取り出しました。そして、椅子に

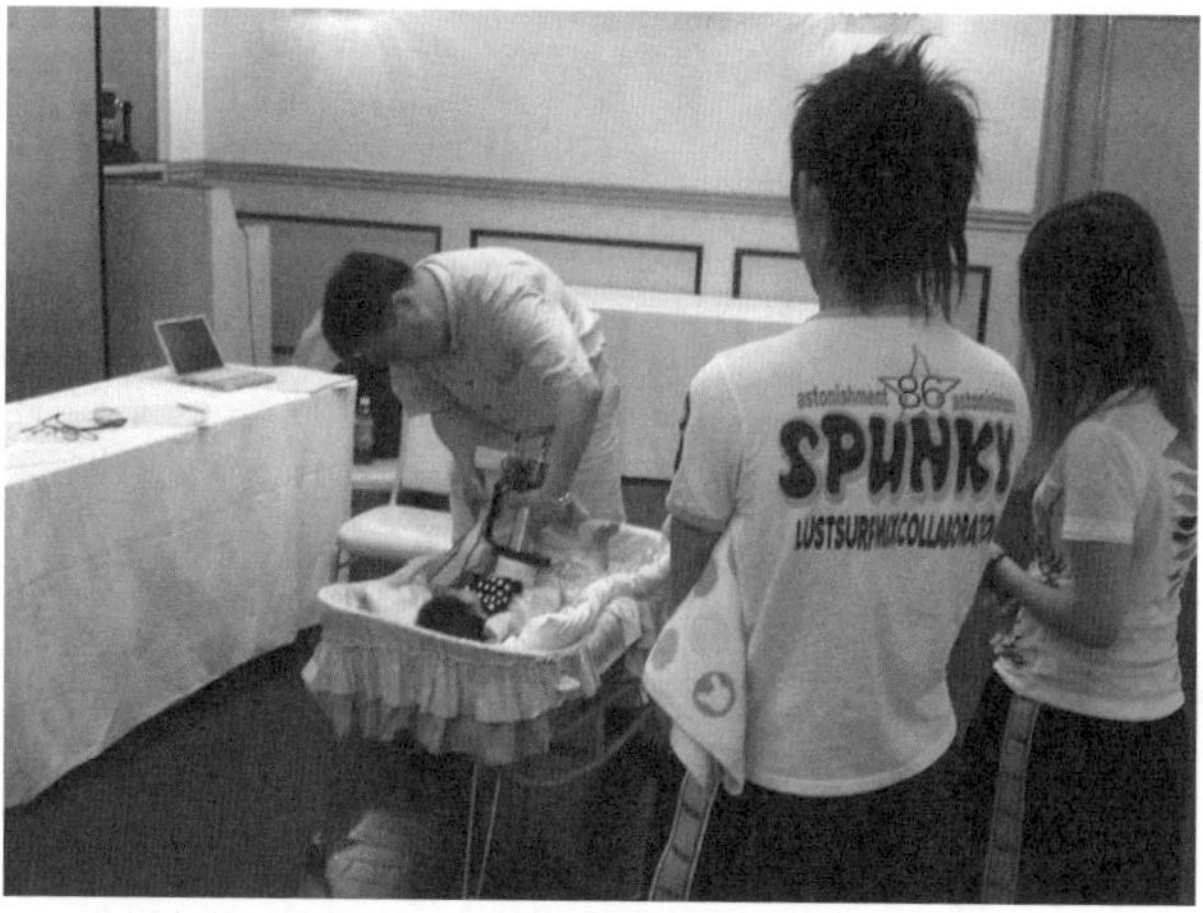

両親が見守るなか新生児の体内放射能を測る筆者

腰かけ、私自身の腹部表面に検出器を押し当てて、バックグラウンドスペクトルを測定します。これが、この日の検査のゼロ基準になります。ホテルの室内のセシウム放射能は極めて少なく、セシウムのホールボディ測定には適していました。室内の空間線量率は、毎時〇・一〇マイクロシーベルトと正常値の範囲です。

すぐに、甲状腺中の放射性ヨウ素と体内セシウム量の検査を開始。最初は揺り籠の中で寝ている新生児です。幼児、小学生、中学生、高校生までの二十名とお母さん二名の希望者の検査を実施しました。

甲状腺表面のガンマ線線量率から、全員がゼロレベルで、六月時点では放射性ヨウ素は検知されませんでした。

腹部でのセシウム計測は一分間です。セシウム１３４のガンマ線の計数（カウントパーセコンド、ｃｐｓ）を読み取り、セシウム１３７の放射能分も計算上で合算する方式で、全セシウム放射能の値と評価します。

ｃｐｓの値から、セシウムの放射能への換算には、計算した数表をあらかじめ作成しておいて、現場で読み取る方法にしました。これにより、検査結果を、線量レベルで被験者と親御さんに説明します。

線量検査を五時三十分に終わらせ、データを整理します。検査風景の写真を、講演スライドのファイルにコピーし準備が完了したのが、講演開始五分前でした。

お茶を一杯飲んでから、講演会場のホールへ移動しました。場内には二百人ほどいて、満員でした。

「浪江町や東日本各地の空間線量率の値は、最初の二か月間で四分の一以下になるなど、放射能の減衰にしたがって、放射線環境は減衰傾向にある。福島を除く東日本の公衆の個人線量は屋内滞在による遮蔽《しゃへい》効果もあって、年間外部被曝線量は一ミリシーベルト以下、レベルEと推定されます。福島市は二〇一一年度の年間線量はレベルD。瞬時被曝ではないので、小児、胎児への健康影響は心配するほどではない。次年度以降も徐々に年間線量は低下していきます。

さて、本日、南相馬の希望者の二十人のお子さんと二人の親御さんに対し、内部被曝の検査をしました。

放射性ヨウ素は全員、検出されませんでした。半減期が八日の核種ですので、既に消滅しているのです。それでも、浪江町の避難者、二本松市民、飯舘村民の四月の検査結果や屋外放射線の値から総合的に判断して、南相馬市民の甲状腺線量はレベルD～Eと推定いたします。Dと言ってもEに近い範囲です。

体内セシウムは微量ですが検出されました。レベルE～Fです。来年は一層、線量は低下すると予測します。

南相馬の短期核場ハザード＝放射性ヨウ素は既に消滅しています。長期核ハザード＝放射性セシウムは残留しています。

リスクとしてはと短期が危ないんです。短気な親父は危ない。長期は危なくありません。気の長い親父は無害。（笑い）

半減期の長いのがセシウム。長々と居座ります。チェルノブイリでもセシウムによって子どもたちが病気にはなった事例は見つかっていません。

断言します。南相馬から、放射線による子どもの甲状腺がんは出ません。ロシア科学者たちの調査、今回の私の福島調査から、総合的に言えることです。

リスクのバランスを考えてみて下さい。南相馬が二百ミリシーベルトなら、継続的に会津にしばらく避難しようとなります。南相馬市は極めて低線量です。二ミリシーベルト、三ミリシーベルト、五ミリシーベルトで、全財産を失う、故郷を失う必要はないと、私は思います。

私は屋内退避を選びます。私が地元の科学者なら、全力をあげて、自分の故郷を守る

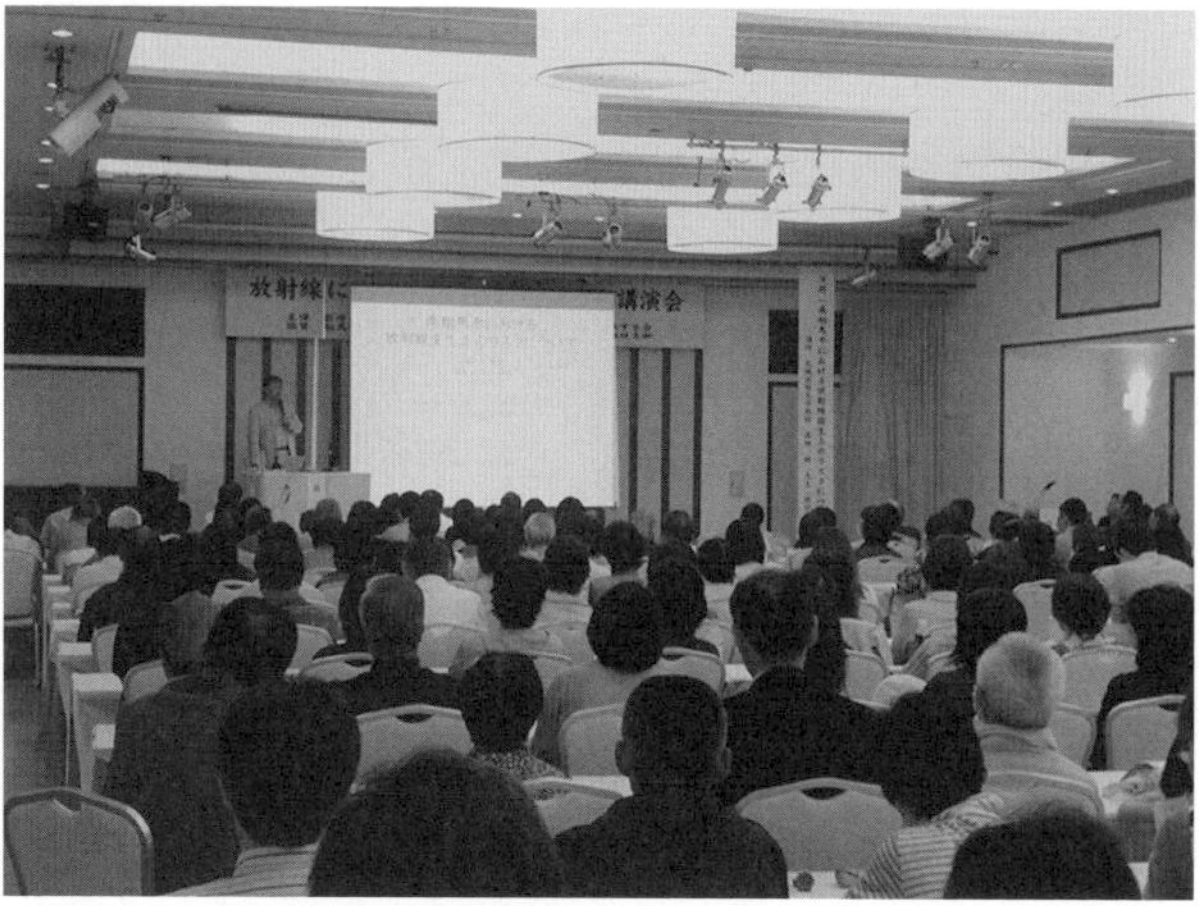

満員となった南相馬の講演会場

ために、『屋内退避をみなさん、頑張りましょう』こういう風に声を上げます。

南相馬のみなさん、一つの意見として、私の意見をお聞きください。

私が地元なら、南相馬を捨てません。飯舘村にいても捨てません」

（拍手）

南相馬の調査では、人体に対する影響はないとの結果の報告に、参加者大多数は安堵の色を浮かべました。

第十八話　牛との再会

震災の翌平成二十四年の正月、福島県から年賀状が教授室に届いた。前年四月九日に、浪江町調査で偶然出会った元浪江町議会議長の山本幸男氏からだった。牛舎の中で倒れていた牛に二人で水を与えた仲である。その時、私は科学調査を約束した。

避難先がわからず音信不通だったが、年賀状にあった携帯番号に、私はすぐに電話した。

「札幌医科大学の高田純です。お元気ですか？」

「通行許可書があり、今も、牛の世話に行っています」

「私は、生きたままの牛の体内の放射能を計測できます」

「それはありがたい、是非、浪江に来てください」

同行する形で、福島第一原発の二十キロメートル圏内に入れるというので、調査計画をすぐさま立てた。福島の放射線衛生調査を報告した拙著『福島　嘘と真実』（医療科学社、二〇一一年七月）や、産経新聞政治部が第一面で報じた、私の記事のコピーなどを、山本さんのいる仮設住宅へ送った。

二月三日、厳冬の新千歳空港を飛び立ち、仙台空港に到着した。ＪＲを乗り継ぎ、二本松駅で山本さんの車に迎えられて市内の浪江町仮設住宅へ移動した。木材で組み立てられた長屋は思っていた以上の出来だった。

集会所に集まった二十人ほどに対して、これまでの調査結果を踏まえた放射線科学の説明を行い、質問を受けた。畜産家など五人の体内セシウム放射能検査を行った。最大の人で、〇・四ミリシーベルトで、参加者みんなが、危険な線量でないことを理解した。牧草地の除染で、畜産を再建できるとの説明をし、翌日は牛の放射線検査もできることを話した。

その晩は、山本さんの仮設住宅で、夜遅くまで地酒を飲みながら、畜産の再建を語り合った。彼らには、政府からの一方的な情報に不安感が漂っていたが、人体検査による結果が自然放射線以下であったことや、再建に向けた科学者の力説もあってか、次第にプラス思考へ向かった。

翌朝、寒い中、五軒の畜産家と筆者は、浪江町へ向かった。片道二時間半のドライブで、昨年の最初の調査地点となった山本さんの赤い屋根の牛舎がある末森《すえのもり》に到着した。

裏手に、大きな住宅があり、既に清掃や、障子の張り替えもされていた。豊富な湧き水もあり、水洗便所、風呂も焚けるという。寝泊りできると、筆者は感じた。縁側で、おにぎりやミカンの昼食をとり、その日の牛の調査を開始した。

最初が高瀬地区にある牧場だった。行ってみるといかにも高級な黒毛和牛数頭が元気に、私が来るのを飼い主ら四人と共に待っていた。生きた牛のセシウムの全身計測は初めてだ。

米国製の最新型の携帯型ガンマ線スペクトロメータで、大きな生きた牛を測れるようにすることが最初の課題である。解答は意外に早く見出すことができた。およそ四百キログラムの牛の背中、腹、後ろ足の腿を、計測してみたが、腿が最適との結論である。セシウムは、筋肉に蓄積するので、腿の計測が合理的である。こうして、腿肉のセシウム密度が、生きたままで、一分間で計測可能となった。それから、三牧場にて、牛の体内セシウムの検査を行った。

三牧場の計測結果は、それぞれ異なり、体重一キログラムあたりのセシウム（キロベクレル）は、〇・二〜〇・七、二〜七、十四〜三十二となった。牛の餌は、飼い主が与える牧草と飼い主が来られない場合には、周辺に生える草である。だから、今のところ、牛たちの体内セシウム濃度は、周囲の地表面のセシウムの濃度に、概して比例している。したがって、飼い主が、自宅に戻り牛に飼料を与え、牧場の地表面を十センチメートルの深さまで削り、きれいな草を育てれば、牛の体内汚染は出荷基準以下に浄化できるのは間違いない。

検査に集まった畜産家らは、生きたままセシウム放射能濃度を計測できることを理解するとともに、再建の可能性を知った。九頭の牛の体内セシウムを測定し、中には出荷基準の範囲の牛もいた。よい結果に、牛農家は大喜びだ。科学者と牛農家、ともに頑張ろう。

検査を終えて自信を持った私は、素敵なアイデアを思い付いた。

「次回の調査は、山本さんの自宅に二泊三日の滞在にしましょう」

現場重視の科学者としては、当然の提案である。これにより、その地で生活した際の実線量が評価できるからだ。一日の大半は、自宅や牛舎で、そして残りの時間、放牧地や周辺で作業をする。そうした実際の暮らしの中で、個人線量計を装着して線量を評価する。

これに対して、山本さんは、自分の牛のことだから、立ち入り禁止区域での宿泊に自己責任を持つが、「大学教授である高田先生のことが心配だ」と言った。

「福島の調査は、人道と科学の心で、自発的に行っています。本来、二十キロ圏内の復興は国家の責任。それが大幅に遅れているから、専門科学者の私が、自らの意思で科学支援をしている。万一、警察沙汰になっても、この行為は正義であるので、私は後ろめたいことは全くない。もしそうなれば、全国民が、二十キロメートル圏内の真実を知る機会となるので、大変結構だ」と私は語り、一同が納得した。

「電気も発電機を使えば、何とかなる。風呂にも入れます。やりましょう」と山本さんは言い、次回三月、二十キロメートル圏内に二泊三日することになった。

三月の浪江町末森での二泊三日の間、私の胸に装着した個人線量計は積算値で、〇・〇七四ミリシーベルト、二十四時間あたり〇・〇五一ミリシーベルト。二種のセシウムの物理半減期（二年と三十年）による減衰を考慮して、平成二十四年

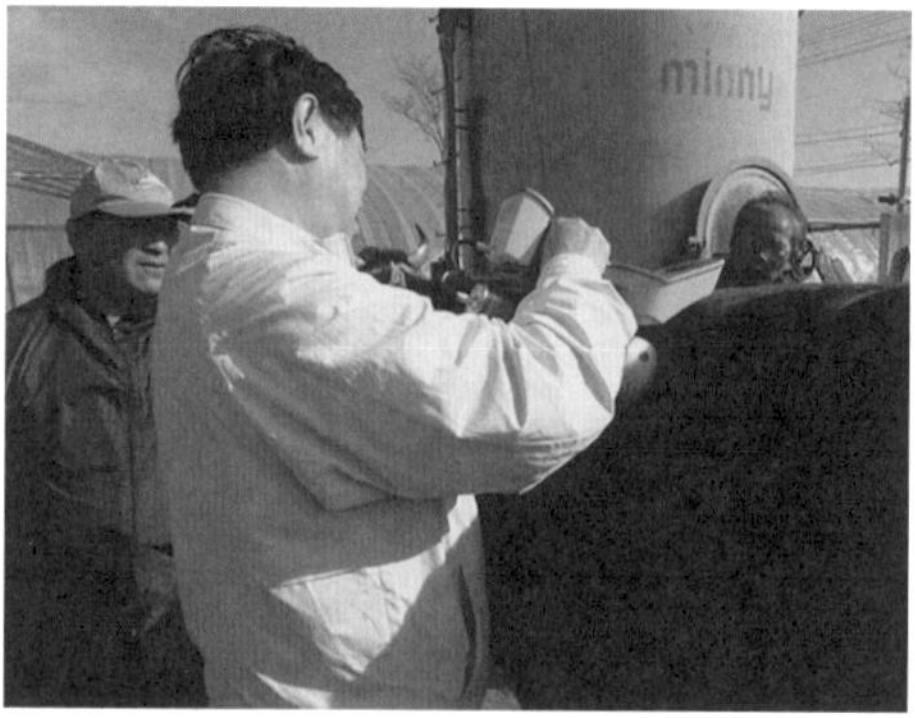

2012 年 2 月、福島県浪江町。和牛の体内セシウム測定の模様。後ろ姿は筆者

の一年間、この末森の牧場の中だけで暮らし続けた場合の積算線量値は、十七ミリシーベルトと推定された。

この値は、政府の言う帰還可能な線量二十ミリシーベルト未満だ。しかも、国の責任で家と放牧地の表土の除染をすれば、すぐに年間五ミリシーベルト以下になる。現状では、政策に科学根拠がなく、二十キロメートル圏内を、いたずらに放置している。

奥様に聞いたことだが、一年間住んでいなかった家の掃除は大変だった。でも、一年ぶりの自宅での宿泊で、彼女は笑顔だった。

三月の実行日の晩、山本家の大きな浴室の大きな湯船に、一番風呂で入らせていただいた。世界各地の放射線調査をしてきたが、こんなにもホッとできる湯に浸かったのは初めてである。その晩は、牛舎脇の事務所にて、バーベキューで日本酒を楽しみ、ふっくらした布団でぐっすりと寝た。

平成二十四年三月、福島第一原発立ち入り禁止の二十キロメートル圏内で、本当にあった心が温まる宿泊だった。

第十九話　都内のラジウム砂風呂温泉体験記

平成二十五年三月のことです。神保町で都営新宿線に乗り、東方の船堀駅に向かいました。そこには地元で人気のあるラジウム砂風呂温泉があります。人工の放射線温泉ですが、天然のラジウム含有の鉱石の砂を使用した温かい砂風呂と、ヒンヤリ冷たい風呂、最後に温かいラジウム温泉の入浴を組み合わせた、日帰り専門の下町温泉です。札幌から、アルファ線とベータ線用の測定器（日立アロカ社 TCS-362 検出面積六十一・五平方センチメートル）を持参しての放射線調査が目的です。

温泉は健康増進、あるいは種々の病気療養に効くといわれていますが、私も身近にそれを感じています。ヨーロッパには、湯に浸かる代わりに「洞窟の中に入る」という治療があります。人々は放射線水を飲んだり入浴したりするばかりでなく、鉱山の坑道の岩から放出されるラドンを吸引します。日本では、鳥取県三朝《みささ》のラジウム温泉に代表される放射線温泉での療養があります。北海道には、以前ご紹介した長万部《おしゃまんべ》の山間部にある全国区で有名な二股ラジウム温泉があります。

さて、都心から地下鉄に二十分ほど乗り船堀駅で下車。そこからタクシーワンメーターで、目的地に到着しました。こぢんまりしたビルの中に、その温泉施設があります。入浴料は三千九百円とやや高めですが、その価値は十分ありました。常連のお客様用に、お得な回数券もあります。

二階にある受付には、ウラン鉱石が多数陳列され、販売されていました。ロッカーに荷物を入れて、入浴前に、砂風呂の放射線を計測しました。浴場前の廊下で、アルファ線が毎分十カウントありました。ある程度、ラドンガスが充満している証拠です。

中に入り測定します。砂表面で毎分、アルファ線三十四カウント、ベータ線二万一千カウント、ガンマ線が毎時一マイクロシーベルト。顕著に高いのがベータ線で、これは

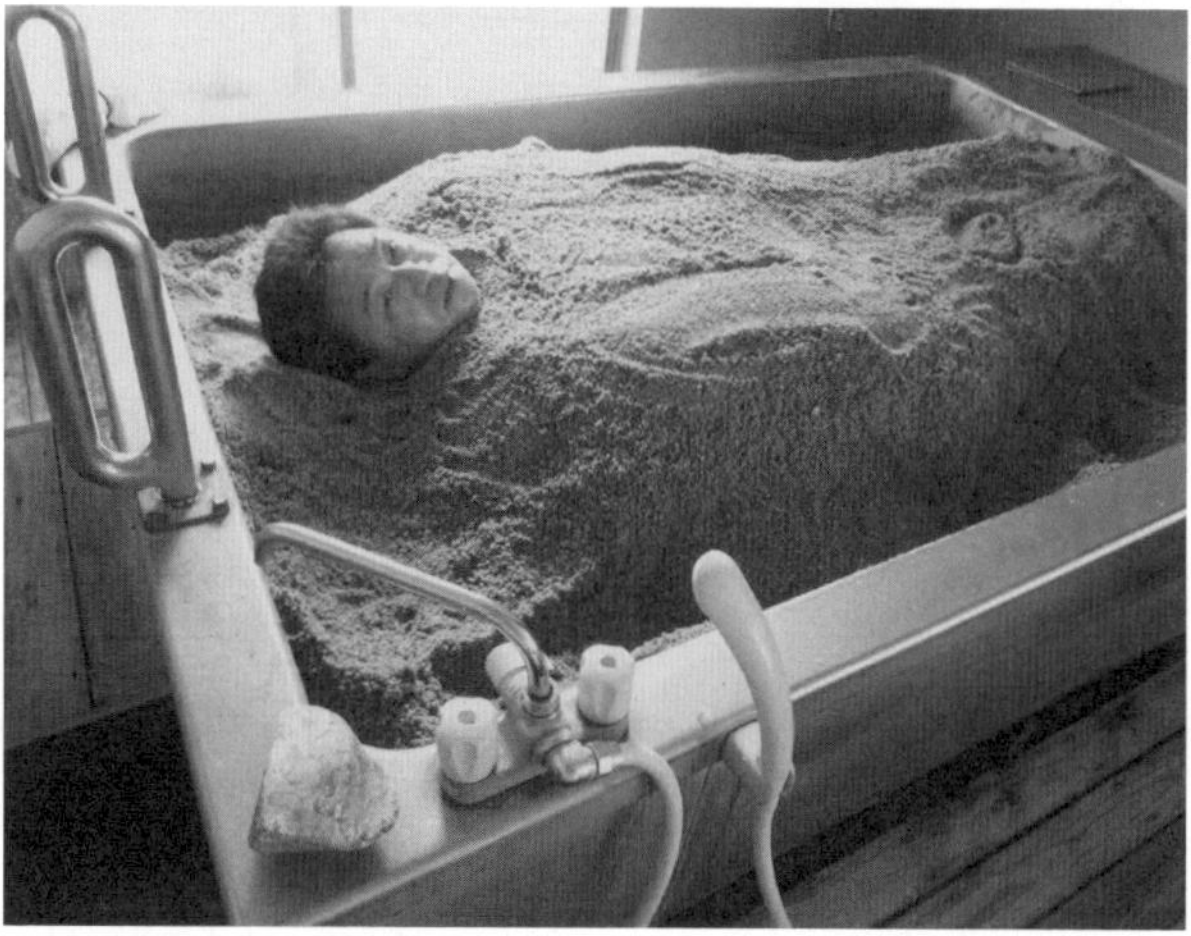

ラジウム砂風呂を体験する筆者

二股ラジウム温泉をはるかに超えています。アルファ線は二股なみでした。これらが全身の表面を照射しエネルギーを受けることになります。

お店の用意したトランクスをはいて、砂が敷かれた大きなステンレスの容器に横たわります。握りこぶし二個分くらいの大きさのラジウム鉱石を、希望の位置に置いてくれるのですが、私の場合には、腰の真下に置きました。係のおじさんが、身体の上に砂を被《かぶ》せます。

温水で洗浄された砂からの熱に加え、全身にアルファ線、ベータ線、ガンマ線からエネルギーが与えられます。全身が受けるエネルギーで、身体は一気に活性化。全身に血液が勢いよく流れ出し、ドクンドクンと脈を打つのが感じられました。

しばらくすると、「エネルギーを十分もらった。これ以上は無理だ」と感じるほどです。上の砂をどけてもらいます。そうしないと自分では出られません。砂風呂の入浴時間は、二十分が限界でした。風呂桶から出ました。たっぷりと汗をかいた後、冷泉と温泉でさっぱりしました。気分は爽快《そうかい》です。

私の知り合いの男性（七十歳）が、一年間、ほぼ毎週通い、そのラジウムの砂風呂に入りました。すると、全身の肌から〝老人染み〟が消失し、肌が二十歳ほど若返ったのです。私に自慢気に見せてくれました。

その方は、その二年前に心臓血管の手術を受け、体力も低下していました。しかし、そのラジウム砂風呂温泉の効果が絶大で、今や大層お元気になりました。平成二十七年、高木書房から『勤皇の系譜―書による心の世界』を上梓《じょうし》されている、白石念舟先生がその人です。私と一緒にシルクロードと福島支援をしています。

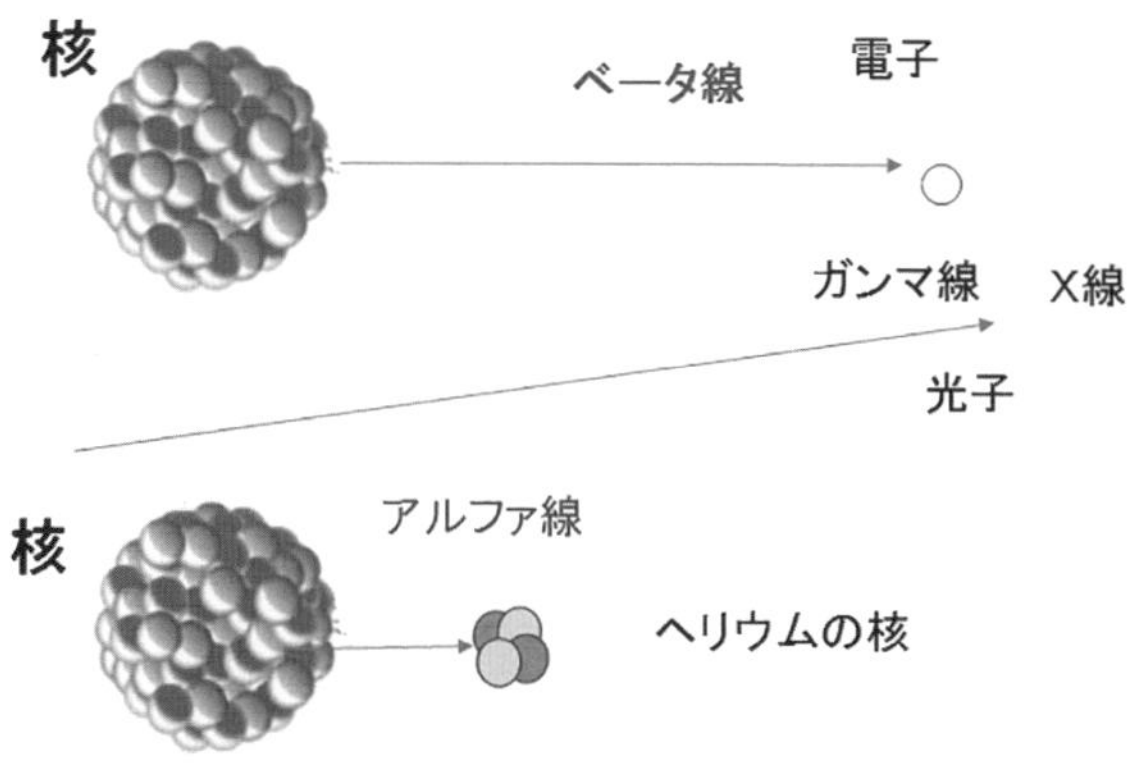

ラジウムやラドンの核からの放射線図

風呂から上がり、二階の休憩室へ行きました。そこには、常連のお客様数名が、休まれていました。

まず、ラジウム含有の鉱石粒を浸《ひた》していた水を二杯いただきました。水の殺菌のほかに、放出されたラドンガスが含まれていると考えられます。二股ラジウム温泉では、ラドンガスを含有する地下水が飲めました。それほどの濃度は期待できませんが、ラドンガスが多少含まれる水を、休憩室で飲むことができるのです。これは無料です。汗を思い切りかいた後、十分な水分補給は大切です。それから、軽めの昼食をとりました。

ガンマ線は手のひらを貫通します。ベータ線は人体に数ミリメートル侵入します。アルファ線は細胞一、二個だけ侵入します。ただし、ベータ線とアルファ線が身体表面層で吸収されると同時に制動放射と呼ばれるX線が生じて、深部にまで放射エネルギーが行き届きます。電気を帯びているアルファ線とベータ線のエネルギーは人体に吸収されやすいからです。一方、ガンマ線は、電気がなく、人体に吸収されにくいのです。アルファ線は、皮膚の表面だけにエネルギーを与えます。体の内部には届きません。

また、肺の治療に有効です。

なお、この砂風呂温泉では、ラドンガスの吸引もしています。

ベータ線は、表面から数ミリメートルの深さまで体内に侵入するので、皮膚細胞のみならず毛細血管を流れる血液細胞にエネルギーを与えます。およそ一分間で、血液は全身を巡りますから、ベータ線エネルギーは、皮膚だけでなく、全身に波及することになります。砂風呂での二十分間で、およそ一億個のベータ線が全身にエネルギーを与え、活性化したのでした。

この調査結果は、拙著『人は放射線なしに生きられない』（医療科学社、二〇一三年）に収録し、そして動画（https://www.youtube.com/watch?v=L17vinibeSk）で紹介したところ、知人の国会議員ＮＳさんも常連客になりました。都内にお住まいで、北海道など、本格ラジウム温泉に行けない方へ、お奨めの砂風呂です。

第二十話　黒曜石、見いつけた！

平成二十五年の秋、私が三内丸山遺跡を訪れた時の模様が、テレビ番組「月曜から夜ふかし」に登場し、翌日、遠方の友人、親戚から、「見ましたよ」のメールや、学内でも少し話題になりました。今回は、北海道に関係もある一万年〜四千年前の縄文時代の黒曜石の話題です。

あの日、青森市での日本放射線影響学会に出席のため、青森空港に降り、すぐ縄文遺跡で有名な三内丸山遺跡に向かいました。十年以上も前に同地を見学しましたが、広島大学原爆放射線医科学研究所の助教授時代のことでした。今、札幌医大にいて、道内の遺跡や歴史に相当詳しくなっています。

二度目の訪問で、注目したのは、五千年前に土器製造拠点として青森の三内丸山が栄えていた時期の遺跡で、直線で四百キロメートルも離れた北海道の東側山中に位置する白滝《しらたき》村産の黒曜石が発見されていることです。これは元素組成分析で判明しました。

考古学と言えば、年代測定が重要であり、放射線が利用されています。著名な方法に、土器に含まれる石英を取り出し、それを暗所で加熱したときに発する光の強さから、土器が焼かれてからの経過時間を見積もる熱蛍光法があります。石英の粒子が吸収した自然放射線の量を測り、一年間の自然放射線の量で割り算して年数を求めるのです。

実は、広島大学時代に、私はカザフスタン北部の旧ソ連セミパラチンスク核実験場周辺の住民の線量を評価するために、現地で煉瓦製の壁から煉瓦資料を集め、同じ熱蛍光法により線量調査をしたのです。この方法で、ソ連核実験の被曝線量を世界で最初に実験的に求めたのでした。

この測定方法を教えてくれたのが、考古学の年代測定で知られる奈良教育大の長友恒人教授です。そうしたことも、私の考古学興味に多少は影響したのかもしれません。

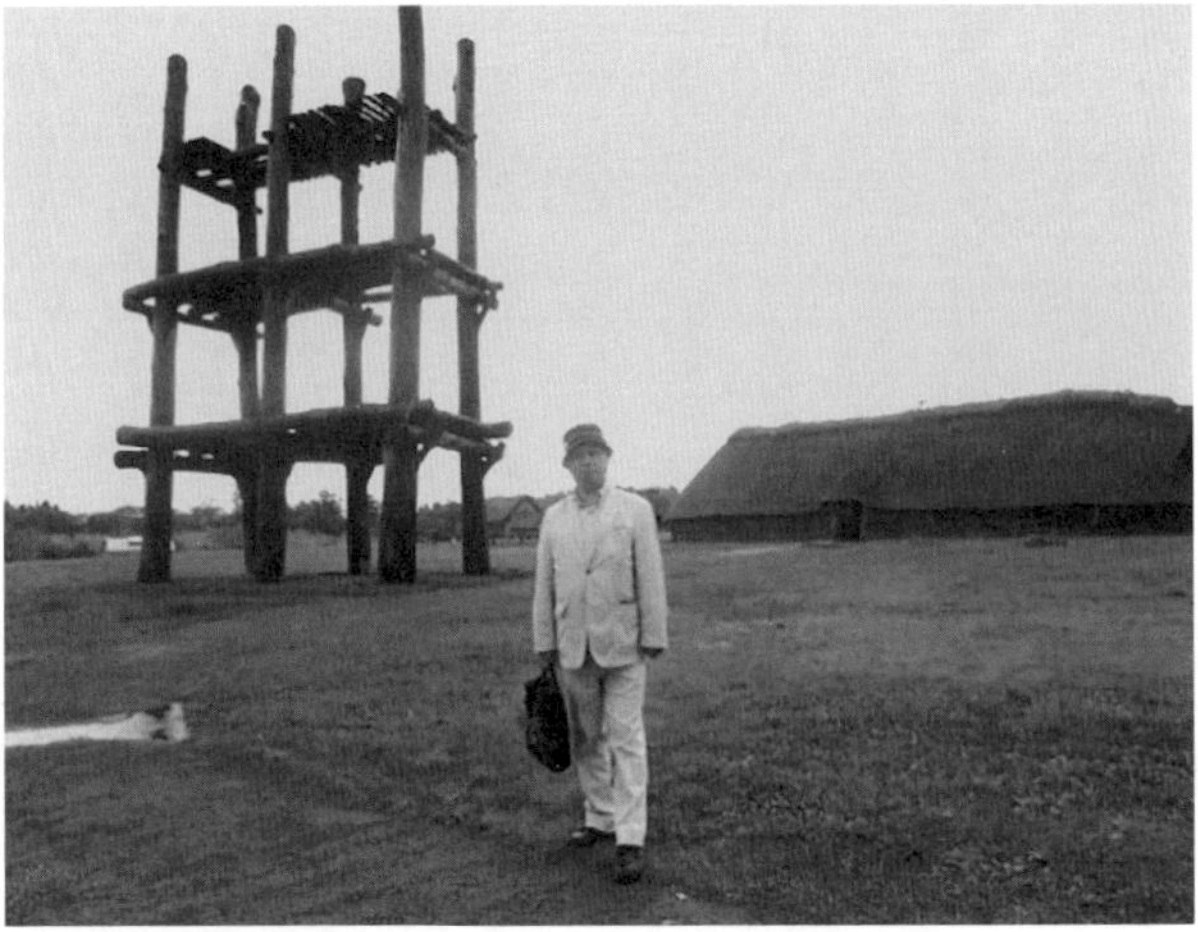
三内丸山遺跡で再現された六本柱の塔の前に建つ筆者

放射線科学は、日本文明の起源を探るのにも有効なのです。

翌年五月の連休を利用して、私は白滝村のジオパークをはじめ、道東の黒曜石を調査しました。高速道路を北に走り、旭川を抜け、上川を過ぎて、白滝村に降りました。

旧石器白滝遺跡群（三万～一万二千年前）の発見と調査は、遠間栄治氏による昭和二年の石器収集に始まりました。平成二十三年には、遺跡群で出土した石器千四百二十三点が、文部科学大臣により重要文化財に指定されています。

博物館前の駐車場に置かれた美しく輝く黒曜石が、私たちを迎えてくれました。入場すると自然力によるその形成の過程が解説されています。北米プレートとユーラシアプレートが激突する大地に活発な火山活動が生じ、幌加湧別《ほろかゆうべつ》カルデラが誕生しました。赤石山には、黒曜石の露頭が形成されたのでした。白滝は国内最大の黒曜石の産地です。

今から一万三千年前頃に始まる縄文文明には、剝離しやすい黒曜石を幅一センチメートルほどにして、動物の骨や角に埋め込んだナイフである細石刃《さいせっき》が利用されていました。そのため、刃を剝がすことのできる、ある程度大きな黒曜石の核が持ち運びに便利で、生活には欠かせないものでした。白滝には、大量かつ不純物の少ない良質の黒曜石が露頭し、道内のみならず、日本列島北部の縄文村へ、材料を供給していたのです。

多数の黒曜石の核が、白滝村から三内丸山へ五千年も前に輸送されていたのでした。輸送には河川や海路があったと想像します。白滝村は山間の谷にあって、湧別《ゆうべつ》川が東のオホーツク海に流れています。複数の河川を組み合わせれば、津軽海峡を渡って、青森湾の奥の海岸線に近い、三内丸山村へたどり着くのではないだろうかと、仮説が浮かぶのでした。

実は、後日、六千年前の青森湾の海岸線の位置を推定したところ、三内丸山の六本柱の塔とわずか一キロメートルほどの近距離だったのです。その晩は、滝上《たきのうえ》町の温泉宿に泊まりました。

翌朝、私はオホーツク沿岸河口の湧別町に向かいました。シブツナイ湖の畔に千年前の続縄文の竪穴遺跡があるとの情報を得て、沿岸を探しました。しかし残念ながら、適切な案内がなくたどり着けませんでした。ただしシジミなどの貝漁をする舟が見えました。古代より、人が住みついていたのだなと想像できる土地でした。

その後、チューリップ園前の町立博物館に立ち寄りました。学芸員の林勇介さんに、シブツナイ遺跡の場所を聞くとともに、当地の縄文遺跡の説明を受けました。河口付近の平地には、縄文土器などが見つかった多数の遺跡が確認されています。

湧別市川遺跡は、縄文早期九千年前です。出土した黒曜石材が角張っていますので、産地である白滝から、人によって運び込まれたことを示唆します。すなわち、川の流れ

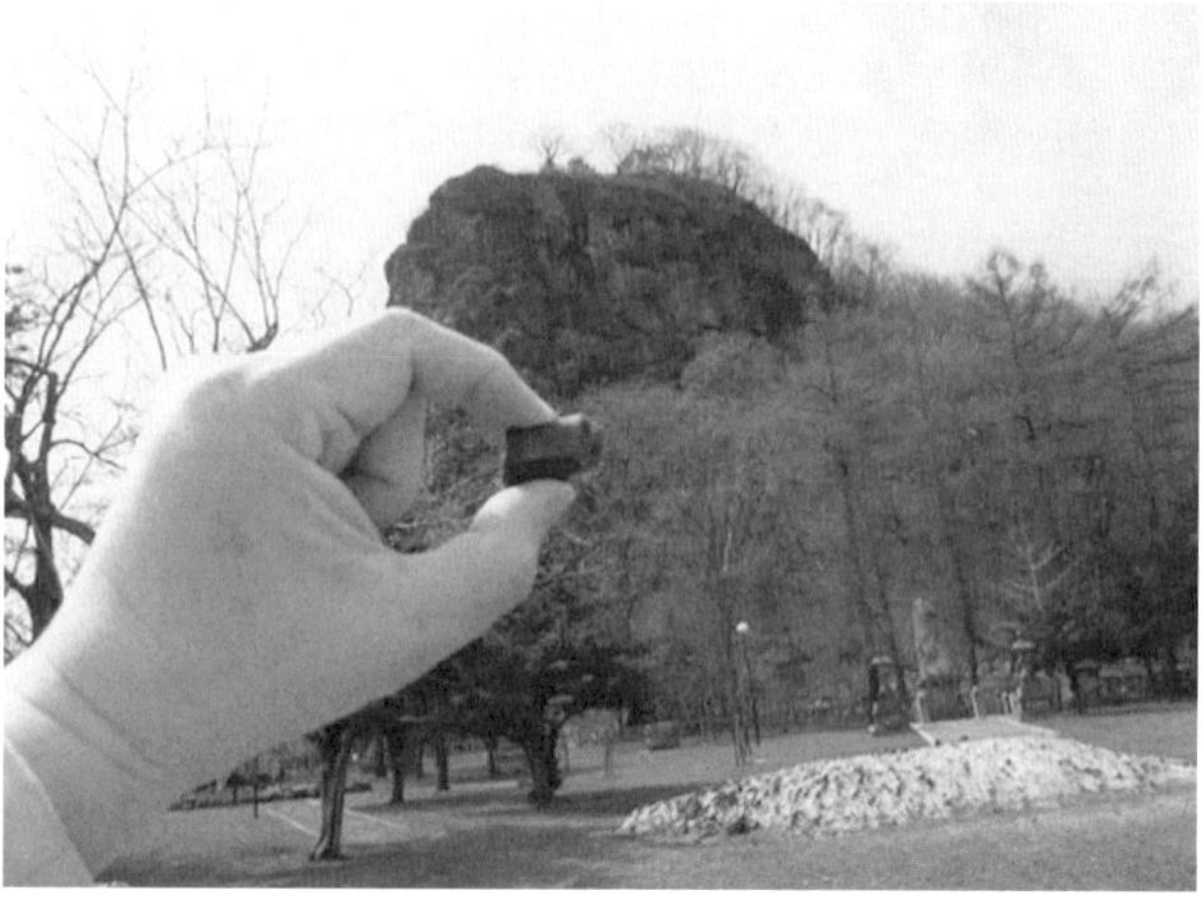

瞰望岩の麓で見つけた黒曜石の薄片を手にする

に任され、自然の力で河口に運ばれたのなら、黒曜石表面は丸みを帯びているでしょう。

オホーツク沿岸を南下し、網走川河口東に縄文晩期からはじまるモヨロ貝塚へ走りました。網走市の北方民族博物館では、縄文時代の黒曜石の利用の事実を確認できました。八千年前の居住跡が網走沿岸にあり一万年前の細石刃の見つかる居住跡は内陸の北見《きたみ》に見つかっていたのです。

調査三日目、端野《たんの》町歴史民族資料館を開館と同時に訪れ、発掘された黒曜石の資料を確認しました。道東の一帯で縄文時代以後に長期間、黒曜石製のナイフが利用されていた様子が、次第に明確になってきました。そこで、白滝村の細石刃の核生産地から、消費地であるオホーツク沿岸の湧別へ至る五一キロメートルの湧別川沿いで、交通の要衝となる平地が広がる遠軽の調査を思いつきました。早速、車を走らせたのです。

湧別川が流れる、遠軽町の西の端に近い位置に瞰望岩《がんぼういわ》、比高七十八メートル（標高百六十一メートル）があります。一帯を眺望するのに適した、小高い岩山です。その麓に到着し、すぐに足元の地面を見ると、たちまち、黒曜石の薄片を見つけたのでした。さらに、山頂に向かって上ると、地面が露出している道のあちこちで、簡単に黒曜石の薄片が、おもしろいように見つかります。縄文時代には、瞰望岩や周辺に多くの人々が集まり、集会や神事を行い、ナイフとして使用された細石刃が割れて使えなくなった後、その場で捨てられたのでしょう。

黒曜石があり、湧別川沿いで、山海の幸に恵まれ、現在、遠軽《えんがる》と呼ばれる土地は、およそ一万年以上前より栄えていたのでしょう。黒曜石の核は、様々な物と交換できるお金のようなものだったのかもしれない。これが、遠く青森の土器生産拠点の三内丸山まで運ばれていたのでした。縄文時代に、東北と北海道は既に一体化した文明圏だったといえるかもしれません。

第二十一話　迷信ではなく科学を

平成二十七年三月四日JR上野駅発の下り常磐線特急の自由席車両は、日曜の午前のせいか、人はまばらでした。目的地は、南相馬市の原町です。しかし、福島第一原発二十キロメートル圏内の竜田~原ノ町間が、四年経った今も不通です。地震と津波で相当な被害を被った三陸鉄道が、昨年四月六日、全線で運転を再開したのに、福島はどうしたのか。

昭和二十年八月六日に壊滅した広島の爆心地の路面電車は、二か月後には、ほぼ全線が再開しました。しかも、翌年の広島市は人口が十五万人に戻っています。直下の市民が受けた線量は、福島二十キロメートル圏内の避難民の線量の一万倍です。直後に高レベル放射能の黒い雨が爆心地から北西方向三十キロメートルも広範囲に降りました。それで池の魚の大量死や放牧していた牛が下痢をしたり、子どもが脱毛したりする急性放射線障害が発生しています。

広島は速やかに不死鳥のごとく復興しましたが、放射能の除染は全くありませんでした。被災直後より、理化学研究所の仁科芳雄博士や京都大学の荒勝文策教授ら第一級の科学者が多数現地入りし、徹底的に調査をされました。そこで放射線の急速な減衰が確認されています。

一方、東日本大震災当時の総理大臣菅直人を長とする原子力災害対策本部は、第一線の科学者を現地に投入することもなく、二十キロメートル圏内を立入り禁止とし、圏内をブラックボックス化したのです。福島では放射線で誰も死んでいません。二十キロメートル圏内の遅すぎる復興の背景には非科学があります。迷信のお化けに足を引っ張られている情けない平成の日本。平成十七年に女性の平均寿命が政令市で日本一に輝くなど健康的な広島市と、強制移住を強いられ、不健康な生活をする福島避難民。専門科学者としてこうした状況を目の当たりにし、私は苦しんでまいりました。

今回は、胸に新型の個人線量計を装着し、二分ごとに浴びた放射線のわずかな被曝量を自動記録しながらの調査旅行です。実測した放射線がいかに少ないかを、福島県民と国民に示し、安心して二十キロメートル圏内を復興させたいとの狙いで、私は企画しました。

福島の浜街道六号線が開通になったことで、ＪＲのバス代行が始まっています。しかし、調べると、ＪＲバスは、朝晩一便と限られており、放射線調査が困難でした。そこで、インターネットで、この福島四周年の放射線調査企画と南相馬での報告会の協力願いを発信しましたところ、北関東、福島県内から複数の人からドライバーの申し出がありました。インターネットの威力と福島当地と関東圏のみなさんの熱い良心を感じました。

こうして、南相馬市から、いわき駅まで車で迎えに来ていただき、原町の公民館のホールで報告会を開催することになりました。定刻、終点いわき駅に特急列車が到着すると改札口には出迎えがありました。昼食を簡単に済ませ、十二時五十分に私たちは、Yさんの運転する車で出発しました。

国道六号線は、東北と東京を結ぶ沿岸の重要幹線で、震災からの復興になくてはならない道路です。これに高速道路が追加されたのは誠にうれしい材料です。ただし、二十キロメートル圏内に入ると、国道に直交につながる県道などは封鎖されていました。すなわち、全くの一本道を強制的に走らされるのです。ですから交通信号はほとんどありません。あたかも高速道路のようです。こんな不自由な地域が他にあるでしょうか。途中、乗り降りできない道路です。しかも所々に、道路警戒のための要員が配置されています。

一部に、脇道が繋がる交差点があって、そこだけは信号機が作動していました。それらは主に福島第一原発を結ぶ道路です。右手に福島第一原発につながる高電圧の鉄塔を見ながら、車は大沢《おっとさわ》の地を走ります。それから間もなく、双葉町役場の近くを車は抜けて行きます。地震で壊れていないのに、空き家になった食堂やコンビニ店が目につきま

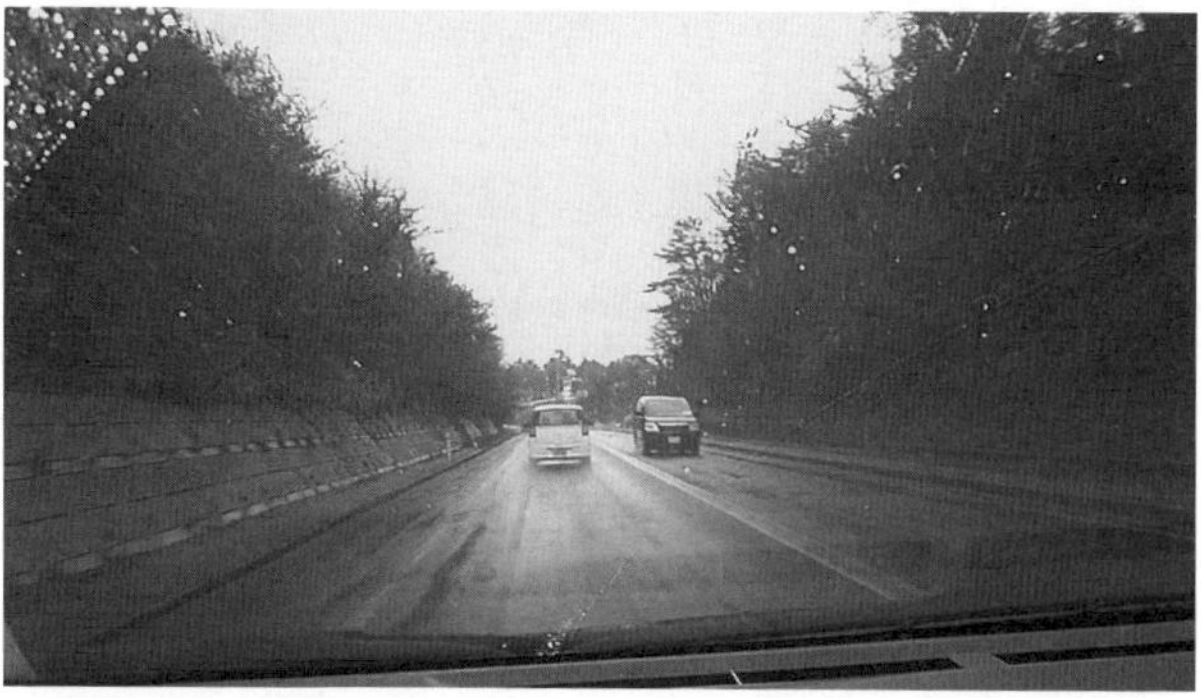

浜街道国道六号線を走る福島第一原子力発電所付近　2015年3月6日

す。

浪江町高瀬地区を十四時ごろ通過した時に、Ｙさんが言いました。

「街道沿いのウエディング・プラザは今、除染作業員たちの定宿化しています」

「この地区には、私が支援している復活の牧場があります」

私の測定で、牛たちの体内セシウムはキログラムあたり百ベクレル未満で食品安全上まったく問題のない放射能です。この地に暮らした場合の年間線量は一ミリシーベルト未満です。事故対策本部の強制避難は人権蹂躙《じゅうりん》です。この地のほかにも、大部分は低線量・年間十ミリシーベルト未満なのです。線量は四年間で大幅に減衰しました。

にもかかわらず、ほとんどの土地が放置されているのです。非科学政策の悲劇の土地が二十キロメートル圏内です。表土の掃き掃除に手間取り、帰還準備区域でさえ、大遅《おおおそ》です。農地や家畜の放牧地以外、除染は無駄です。これまで一兆円ものお金が使われています。もっと、インフラの復旧や他に再建すべきものがあるはずです。沿岸の防波堤道路の建設が急務であり、その土台には瓦礫《がれき》や汚染土を沿岸に埋め立て地を用いるのです。セシウムは三百年で一千分の一に放射能が減衰します。

目的地の原町に十四時四十一分に到着しました。南相馬市は、避難者たちのマイホームの建築ラッシュ。花輪が置かれた新装開店も目につきます。双葉や浪江のゴーストタウンと対照的です。

いわき駅から二十キロメートル圏内を縦断した総線量はわずかの〇・三三マイクロシーベルトです。マイクロの意味は百万分の一ですから、もの凄く少ない線量です。全く健康リスクはありません。二日前のジェット機で上空を札幌から東京まで九十分飛んだ時の線量は〇・七六マイクロシーベルトです。原発脇を走る線量は、上空の半分しかないのです。しかも航空機業界のパイロット一万九千人の調査では、がん死亡率は一般人に比べて〇・六〜〇・九と低いことが分かっています。こうした事実からも、二十キロメートル圏内の低線量率な放射線にがんリスクは決してありません。私は四年間続けた福島の放射線衛生調査結果を、当日、原町の会場に集まった人に報告しました。

三月二四日には、私がプログラム委員長になった科学会議「ＳＡＭＲＡＩ２０１４」が衆議院第一議員会館で開催されました。国内外の五人の科学者が、「低線量放射線の科学認識と福島二十キロメートル圏内の復興」の主題のもと報告したのです。結論は「福島の低線量放射線では健康被害なし」で、日本政府に対し、二十キロメートル圏内の復興と帰還、放射線の正しい知識の普及、原発再稼働など七項目を提案しました。(http://rpic.jp/)

日本は真実と人道を重んじる国、世界有数の科学国。迷信による福島復興の遅れと全原発の停止による無駄は恥ずべきことです。

第二十二話　ロシア科学から理解する福島

広島大学原爆放射能医学研究所は、旧ソ連の放射線医学系の科学者たちを毎年、客員教授として招聘し研究を推進した。彼らから様々な情報を得ながら、私たちは旧ソ連で起きた核放射線災害の現地共同調査を立案し、実施した。

中でもロシア連邦放射線医学研究センターのステパネンコ博士と共同した、ロシア最大の汚染地ブリアンスク州ザボリエ村（一九九七年七月）やチェルノブイリ周辺（一九九九年九月）の調査により、私は現場科学者として大いに鍛えられた。日本から単身現地へ赴き、彼の調査チームに合流した。その調査で、私は、その場線量評価法を開発するアイデアを思いついた。

私の携帯型のガンマ線スペクトロメータによる野外でのセシウム測定値＝ガンマ線計数率と各地の詳細なセシウム汚染面密度の数表とを組み合わせることで、汚染密度をその場で求めることが可能となった。

次いで、人体中のセシウム濃度を、その場で計測するポータブル・ホールボディーカウンターの開発である。これには、ステパネンコ博士の研究センター所有のロシアのブロックファントムを校正用に利用させていただいた。これらが、二〇一一年以後の福島軽水炉事象の現地調査で、大いに役立った。

二〇〇三年三月、私はモスクワにあるロシア連邦生物物理学研究所を、緊急被曝医療の調査を目的に訪問する機会を得た。その研究所のガブリーリン博士とは、ステパネンコ博士との最初のブリャンスク州の調査で一緒になっている。

所長のイリーン博士と面談した。彼は科学の最高権威、ロシア科学アカデミー会員であり、ソ連時代は副総裁であった。チェルノブイリ黒鉛炉事故時に現地対策本部での科学責任者の一人である。事故の報告書でもある四百六十ページの『チェルノブイリと真実』の著者で、現地の放射線の全てを知る。

事故時の急性放射線障害の患者を収容したことで知られる附属第六病院では、思いがけず、グスコバ博士と面談した。彼女とは、二〇〇〇年に広島での国際放射線防護学会IRPA10で私が東海村臨界事故に関する報告をした時に面識があり、再会して喜んだ。彼女が、急性放射線障害の治療の責任者で、全データを把握している。核実験も含む、放射線緊急時のデータを話し合った。

チェルノブイリ笹川医療協力プロジェクトの一環で、ロシア、ベラルーシ、ウクライナの放射線医学の専門科学者たち、そして生物物理学研究所で得た科学情報から、チェルノブイリ発電所黒鉛炉事故による公衆の放射線被曝の特徴は次のようにまとめられる。
（一）原子炉の運転中に、冷却用電源を切る危険な試験の結果、黒鉛炉の核反応が暴走し、原子炉が一気に崩壊した。これに伴い、石炭の一種である黒鉛が発火し大火災となり、核燃料であるウランやプルトニウムに加え、短い半減期の放射性物質が環境に大量に放出された。

（二）生物物理学研究所の病院部門・ソ連放射線医学センターでは、熱傷に対する外科チームを編成し、研究所から線量計測機器を病院に運び込んだ。事故の翌日、消防隊員ら百二十九名の患者をチェルノブイリから受け入れた。

初診から三十人が致死線量に対応する、急性放射線症状が現れていた。各患者の線量値の情報は、治療方法の決定のため必要であった。そこで、末梢のリンパ球や骨髄の細胞の染色体異常の分析による生物的線量評価法が採用された。その結果、全身線量は一～十四シーベルトと推定された。この値は福島軽水炉事故時の東電職員の最大値の七十倍にもなる。血液中の放射能測定から、中性子被曝を示すナトリウム２４は検出されなかった。二十八人中十七人は放射線障害が主な死因となった。

（三）ソ連政府は、原子炉物理学と放射線防護学の第一人者イリーン博士ら科学者を現地に急派し、副首相をトップにした現地事故対策本部を設けた。現地を調査評価した三人の科学者は論文をまとめ、事故対策本部長へ、半径三十キロメートル以内の住民緊急避難を提言した。これが決定され、九万五千人が事故翌日から七日後にかけて緊急避難し、被曝線量の低減化がはかられた。しかし住民の最大線量は、七百五十ミリシーベルト、甲状腺線量は、五十シーベルトに達していると推定されている。この値は、福島県民の百から一千倍と段違いに高い。軽水炉事故との違いが明確である。

福島事象の場合、専門科学者たちの緊急時調査報告なしに、日本政府が意思決定したのは異常事態である。以後、メディアによる増幅作用も加わり政府の非科学政策が横行した。

（四）長半減期の放射性物質により広範囲にわたって地表面が汚染し、特に放射性雲が通過中に降雨した土地には、セシウム１３７の汚染が顕著である。ロシア、ベラルーシ、ウクライナの三か国で、一平方メートルあたり五百五十五キロベクレル以上に汚染した総面積は一万三百平方キロメートル（東京都の面積の四・七倍）であった。

（五）完全に崩壊した黒鉛炉からは三十六％のストロンチウムとプルトニウムが、黒鉛火災に伴い環境へ放出され周辺の大地を汚染した。一方、原子炉の格納容器が破壊しなかった福島軽水炉はストロンチウムやウラン燃料が閉じ込められて、周辺居住区の汚染は圧倒的に少なかった。

ソ連の科学報告から、チェルノブイリと福島の事故の違いが明確になった。福島軽水炉事象では、チェルノブイリ黒鉛炉の暴走事故に比べて圧倒的に低い放射線線量率のため、東電職員たちに放射線障害は一人もなく、死亡者もいなかった。

それでは、放射線を浴びた旧ソ連の住民たちの、後年発生する障害はどうだったのだろうか。チェルノブイリ笹川医療協力プロジェクトでは、甲状腺疾患の大規模疫学調査の結果、顕著な小児甲状腺がんの発生が判明した。それは、甲状腺が受けた線量が高い地域ほど、そのリスクは高かった。

事故のあった原発から北側直近に位置するベラルーシ国のゴメリ州に注目すると、事故後、小児甲状腺がんが増え、九年後に十万人あたり最大十三人になり、十年以後は減少した。

福島軽水炉事象での県民の最大甲状腺線量は、チェルノブイリ黒鉛炉事故時の小児の最大値五十シーベルトの一千分の一以下なので、甲状腺がんのリスクは、一千分の一以

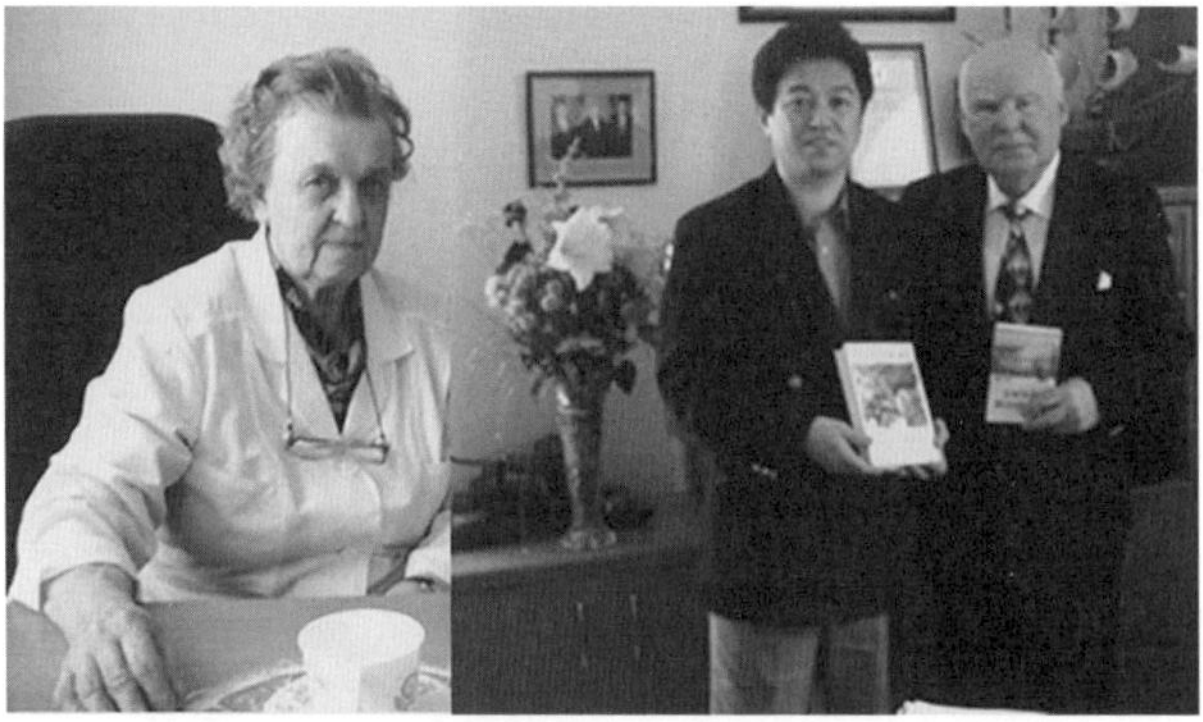

ロシア連邦生物物理学研究所にて　2003年3月
左からグスコバ博士、筆者、イリーン博士

下になる。低線量では発がんリスクはゼロになるが、比例するモデルを仮定しても、福島県の発がんリスクは人口一千万人あたり一人以下になる。しかし県の人口は二百万人なので、予想される放射性ヨウ素による甲状腺がんはゼロ人である。

福島県と国が実施する震災後の小児甲状腺がんの超音波エコー検査からは、放射線が原因のがんの増加は見つかっていない。見つかった甲状腺がんは、震災以前から存在し、線量に比例しない症例である。

第二十三話　一万年間の家賃

平成二十七年六月のある週末のことです。内陸の北竜《ほくりゅう》町から、昔、鰊《にしん》漁で栄えた港町の留萌《るもい》を抜け、北上する行程で車を走らせました。時間に余裕があって、幌延《ほろのべ》にある使用済み核燃料の深地層処分研究施設に立ち寄ったのです。その付近は何度となく行っているのですが、立ち寄ったのはその時が初めてになります。

北海道らしい、のどかな丘陵地帯で、多くの乳牛が放し飼いになっていて、牛たちが丘の上を走る姿を見て驚きました。豊富牛乳として知られています。また、ドラマ「坂の上の雲」の日露戦争の迫力の雪の舞う撮影ロケ地になりました。

札幌から三時間でＪＲ留萌駅前に到着し、昼食休憩です。昆布出汁の美味しいラーメンで腹ごしらえの後、日本海沿いの国道二三二号線オロロン街道に出ます。水色の空と青色の海を左手に眺めながら時速六十キロメートルで爽快に飛ばします。札幌に移住し見出した最高のドライブコースが時計の右回り北の三角です。日本海とオホーツク海の両沿岸を二辺、底辺が東から西へ向かう山道になります。

西の斜辺では、天気に恵まれると、海越しに利尻《りしり》富士が見えるのです。特に初夏には、初山別《しょさんべつ》の天文台の敷地内のハマナスの赤い花が咲く丘から、少し残雪のある山頂を見ることが稀にあるのです。

その晩は、中川町の温泉宿に宿泊しました。日本海へ流れ込む天塩川《てしおがわ》沿いの山中です。幕末の探検家で、明治二年、開拓判官となり、蝦夷《えぞ》地に「北海道」と命名するなど蝦夷地に多くの名をつけた松浦武四郎が、「北海道」と思い浮かべた場所が、天塩川沿いの中川を北に向かっていた時といわれています。今、その地に、武四郎の碑が建っています。私が彼の功績を讃えるとしたら、道南黒松内町の北側にある港町を寿都《すっつ》と命名したことをあげます。

『日本書紀』によると、蝦夷征討《せいとう》を行われた斉明天皇は、六（六六〇）年三月阿倍《あべの》比羅夫《ひらふ》を遣わして弊賂弁《へろべ》島で粛慎《みしはせ》の砦を陥落させた。筆者のその後の研究（拙著『誇りある日本文明』青林堂、二〇一七年）でその島は奥尻島であり、粛慎は当時、北海道に侵入した異民のオホーツク人と推理されています。

西暦六五八年、郡領が後方羊蹄《しりべし》に置かれ、シュプキ（寿都）の港は、蝦夷ヶ島の交易の拠点となりました。

この辺りに、藤原氏の市場が開かれたといわれています。元正天皇の養老二（七一八）年、出羽渡島の蝦夷八十七人が、朝廷へ馬千頭を献上した。こうした蝦夷地の歴史研究家でもあった武四郎は、比羅夫の足跡を調査していました。それが私のこの地の縄文文明にまで遡る歴史研究に結びついているのです。

さて翌日曜の朝、宿を出ると国道四十号から二二一号、八十四号と東海岸への横断コースを選択しました。幌延から豊富に抜ける途中に、トナカイ牧場に隣接する深地層研究センターがあり、立ち寄りました。一般公開しているゆめ地創館の開場時刻直前に到着し、妻と二人、その日の最初の見学者でした。

内部は、高レベル放射性廃棄物の深地層処分研究施設の地創館（文科省）と地層処分実規模試験施設（経産省）が同居しています。

エレベーターに乗ると、数百メートルも深い地層に降りる錯覚を起こす演出が面白い。なお、毎月第四日曜日に深度三五十メートル調査坑道などを見学できる事業が開催されています。これに参加すると、翌月曜の私の本務に影響が出ますので、今のところできていません。日本原子力研究開発機構幌延深地層研究センターとは、札幌医大に赴任して以来、日常的に交流し、紹介する図書も刊行しています。

一トンの使用済み核燃料には一〇エクサベクレル（十の十九乗）の放射能がある。これは約十年後に、千分の一に減衰する。ただし、さらに千分の一に減衰するには千年を要する。

この千年後の放射能レベルが、最初の核燃料一トンを製造するために使用したウラン鉱石全体に含まれていた放射能レベルの十倍である。したがって使用済み核燃料からの高レベル廃棄物を千年以上にわたって保管隔離《かくり》する技術と社会システムの開発が求められています。

地層処分技術の三要素は、(一) 閉じ込め技術、(二) 人間社会からの隔離技術、(三) 核の自然崩壊の原理です。

まず (一) 廃棄物の閉じ込めは、高レベル放射性廃棄物をガラス固化体とし、三十年から五十年の中間貯蔵を経た後に、オーバーパックと呼ばれる金属などの容器に封入されます。千年以上も古い地層からガラス製品が出土していることなどがヒントです。ガラス材料が自然環境の中で極めて安定しており、そのガラス技術を採用します。(一) の技術が人工の防護です。

同地層研究センターの研究主題は二つあります。

第一は地層科学研究。〝地下はどうなっているのか〟〝なぜそんな仕組みになっているのか〟そして〝将来はどうなるのか〟を明らかにする研究です。地下水や岩盤などの性質を調べることを通じ、地下深部の地質環境を把握するための技術開発を行い、地層処分研究開発の基盤となるわけです。

第二は地層処分研究開発。実際に地下深部で、処分システムの設計・施工が可能かどうかを確認する。工学的技術はもちろんのこと、研究の成果をそのつどモデルに反映させて、安全性を評価する技術の信頼性を高める研究を行います。

四万本のガラス固化体の地層処分費用は推定三兆円、一本あたり七千五百万円です。

一方、これらの元の核燃料が発電した総額はいくらだったのでしょうか。

一本のガラス固化体は十万世帯が一年間消費する電力を生み出したといわれています。一世帯一年の電気料金が十万円と仮定すれば、一本のガラス固化体の発電量は百億円です。四万本の発電総量は、四百兆円。使用済み核燃料の処分費用＝一万年間の家賃は、電気の売り上げのおよそ一パーセントです。まあ、合理的な範囲ではないでしょうか。

これら事業に相当する税金＝家賃を、一千年以上の長期にわたって深地層処分を引き受ける地域に支払えば、当該地域に相当なメリットがあるはずです。

北海道天塩郡豊富町から幌延町を経て、天塩町にいたる長さ四十四キロメートルのサ

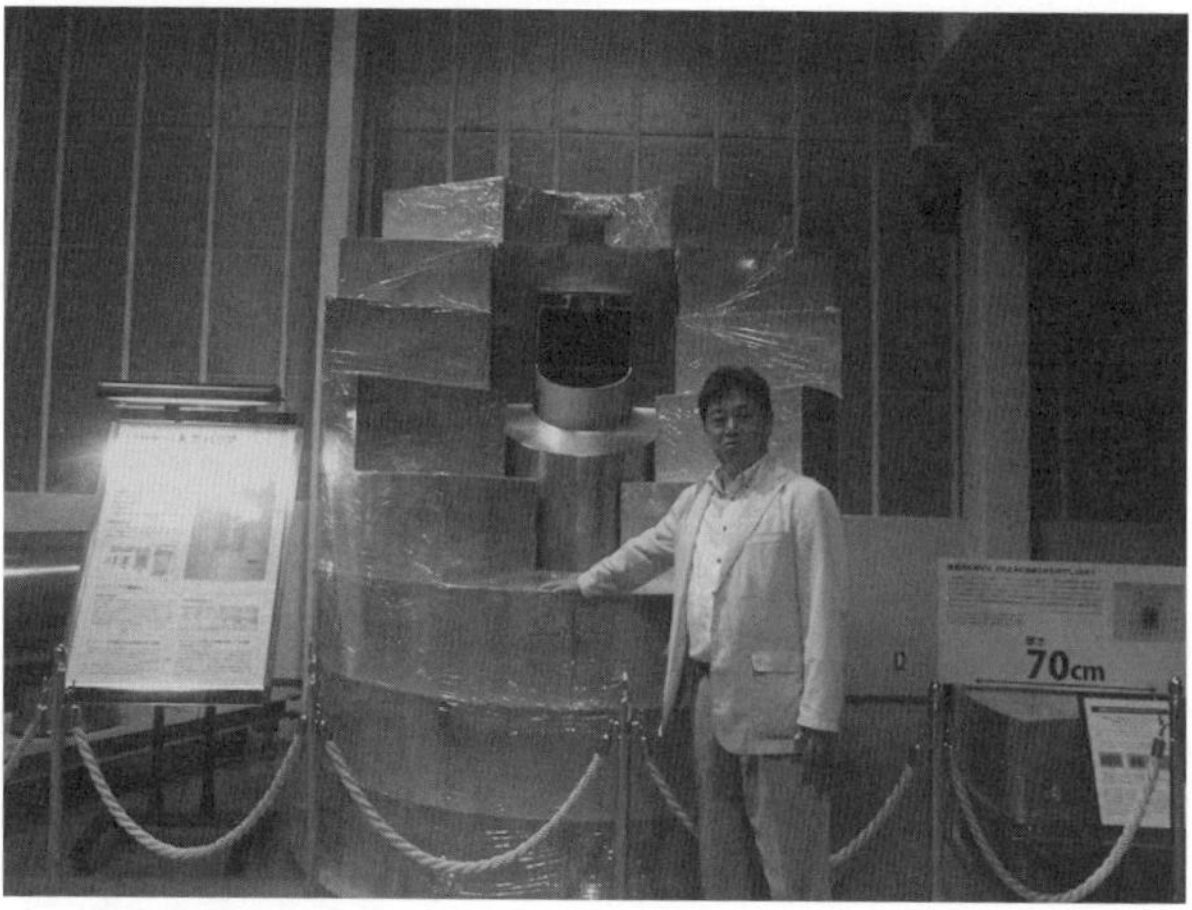

ガラス固化体の前で

ロベツ断層帯についての調査がされています。最大地震規模はマグニチュード七・六で、本地下研究施設は、震度六強・五四五ガルの影響が予想されています。それに対して、幌延深地層研究センターの検討結果は、地下施設の設計強度は、十分であることを示しました。

日本は、二〇一三年末に関係閣僚会議で、公募方式を改め、国が地質の安全性などの適性が高い「科学的有望地」を複数指定し、国から自治体に調査受け入れを求める方式に切り替えました。

問題は、多くの国民が、これに関連する

正しい科学知識が理解できる環境を整えることにあると、私は思います。福島二〇一一年の事例をみると、この分野の取り組みには、従来方式に追加される何かしらの改善が必要ではないでしょうか。

第二十四話　ケープタウン会議　福島はレベル6

二〇一六（平成二十八）年五月七日、私は片道三十時間の旅に出た。四年に一度開催されるオリンピックのような放射線防護学の国際会議、ＩＲＰＡ14ケープタウン会議に出席するためである。

新千歳空港でチェックインすると、重量十キログラムのトランクだけは、終着地の南アフリカ共和国南端の都市の空港まで、途中受け取りせずに、届くことになった。一方、本人は羽田、シンガポール、ヨハネスブルクの各経由地で乗り継ぎ、しかも窮屈な座席で長時間の苦行となった。往復六十時間、現地五泊の会議で、私の体重は二キログラム減った。

インド洋側からアフリカ大陸上空に入り、大西洋を眺めながら、大陸南端の晴天の空港に着陸。予約していたタクシーに乗り、周辺の貧困層の平屋住宅群を見てから、三十分ほど走る。途中、山頂が真っ平になったテーブルマウンテンを見上げた。

宿は会場となる国際コンベンションセンターから一・五キロメートルほどの落ち着いたホテルである。当然のことだが、従業員は全員が黒人で英語を話す。シャワーを浴びて、ひと眠りした。赤道から南極に向かって三千七百キロメートルにある現地は意外に寒かった。翌月曜日から始まる会議に備えて体調を整える。

人種隔離政策アパルトヘイトが一九九四年まで続いた国。マンデラ大統領の顔が紙幣に印刷されており、市内の壁にも大きく描かれている。会議場で働く女子に聞くと、今でも、マンデラさんは、大人気のようだ。

外務省の情報では、治安要注意という。世界各地の調査で身に着けたサバイバル術として、君子危うきにちかよらず、近距離でもタクシーで往復する六日間を過ごした。ただし、運転手と話していて、いいこともあった。彼らは日本に敬意を払っている。特に日本車の高い技術を知っている。格上の南アとのラグビーの試合で日本が勝ったのも良い思い出のようだ。

開会式のホールには、およそ一千人の専門科学者たちが集まった。レナート・ザルビンスキ（IRPA代表）、テイアガン・パーサー（ケープタウン会議大会長）ら主催者があいさつした。

第十四回国際放射線防護学会ケープタウン会議は、五十周年の記念と重なった。アフリカ大陸最初の会議である。南アには原子力発電二基が三十年以上稼働し、国の電力の九十％以上を発電している。

天野之弥IAEA事務局長は、核エネルギーの平和利用のパートナーであるIRPAの取り組みに大きな期待を寄せ、チェルノブイリ事故三十周年で、核の完全と放射線防護知識の世界的共有化が進み、福島事故から五年が経った今、核エネルギー施設の安全性が大きく進化していると話した。

前回もそうだが、日本の報道機関は全く参加していない。こうしたところに、放射線報道の怪しさの事実が見える。皆さんの税金のような資金で放送しているＮＨＫは、ケープタウンでの国際会議に来ていない。公共放送の名を返上すべきではないか。福島の放射線に対し、いかにおかしな放送をしてきたかは明白。前回のグラスゴー会議も欠席だったのだ。

今回のシーベルト・レクチャーは、受賞者のアメリカ放射線防護学会長であるジョン・ボルト博士が、「公衆をいかに守るのか」の演題で講義した。レントゲン・マリー以来の徹底した放射線防護の取り組みや進歩を振り返る内容で、数年に一度の防護知識の改定、疫学研究の継続、直線しきい値無仮説ＬＮＴの問題ありの指摘、広島生存者・原子力発電所作業員は非直線リスク、ラドン線量の健康リスクは意外になかったなどをまとめた。

放射線防護学は、医学的リスク研究の中で最も進んだ科学ではあるが、過剰に防護する傾向にあると私は思う。しかも、放射線被曝の健康増進効果を完全に無視した体系になっているのが最大の問題点である。

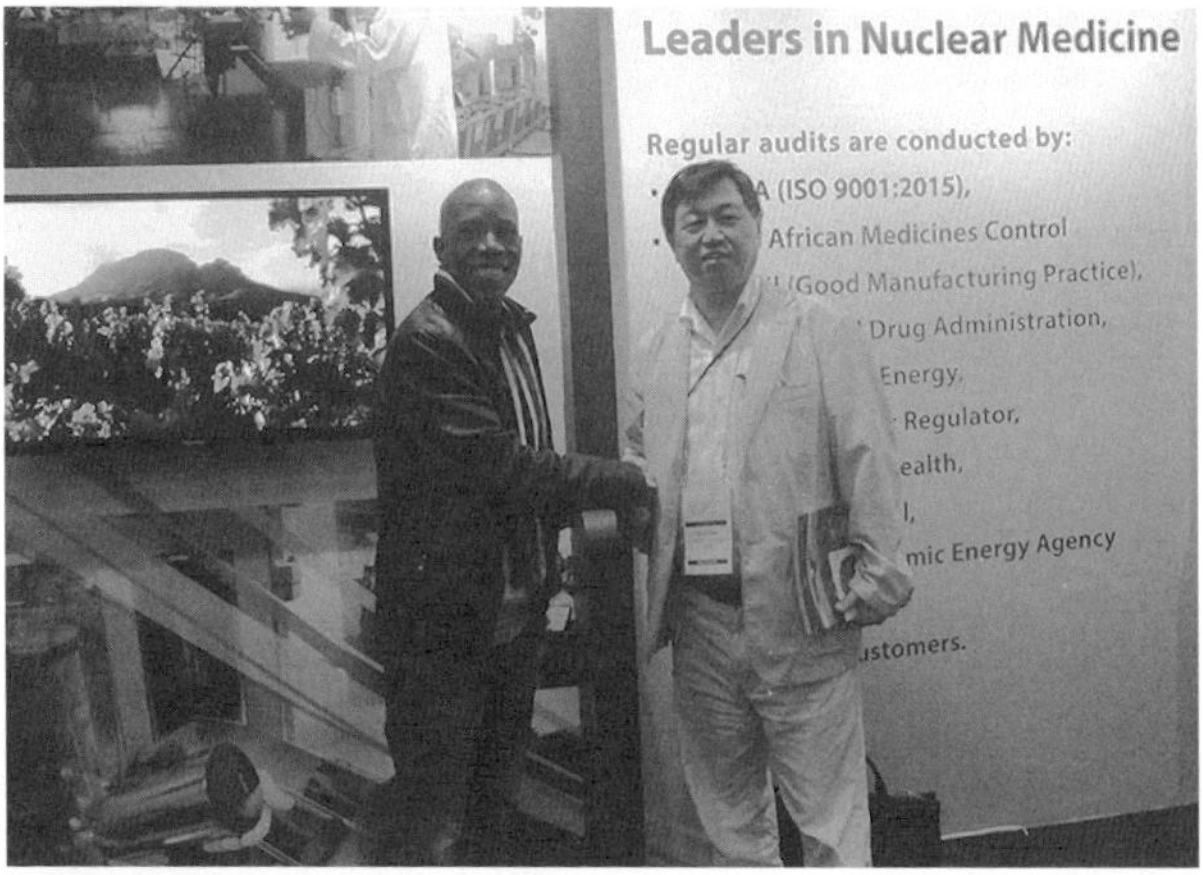

展示会場南アフリカのブースにて

ＩＲＰＡ会議の私の参加は、今回で四回になる。私のこれまでの科学報告は、二〇〇〇年ＩＲＰＡ10広島会議で「東海村臨界事故時三百五十メートル圏内住民の線量」（口頭発表）、二〇〇八年ＩＲＰＡ12ブエノスアイレス会議で「中国の核実験」（ポスター発表）、二〇一二年グラスゴー会議で「福島県民の線量二〇一一年」（ポスター発表）、そして今回二〇一六年ＩＲＰＡ14ケープタウン会議で「福島二十キロメートル圏内住民の低線量の真実」（口頭発表）。

　これに加えて、二〇〇七年ＩＡＥＡウイーン会議で私は、北朝鮮の最初の核実験の日本影響について口頭報告した。

会議二日目の午後のセッション・核放射線緊急時の放射線の監視と評価には、およそ百五十人の線量評価の専門家が集まった。その三番手の私が、福島二十キロメートル圏内の低線量の実際の調査を報告した。低線量事実に賛同があっても、反論なし。福島は国際核事象尺度で6とする私の評価について、議長は賛成を述べた。二〇一一年四月に原子力安全保安院が断定した、福島レベル7は、IRPA14ケープタウン会議で否定された。

福島二十キロメートル圏内が低線量で、チェルノブイリ黒鉛炉事故・レベル7はもちろん、レベル6のキシュテイム事故よりも低い放射線影響だったことを、世界の専門家たちが理解した。ただし、同じ軽水炉のスリーマイル島事故レベル5の線量影響よりも上である。したがって、福島軽水炉事故はレベル6か6弱。その後、私は、官邸、原子力規制庁などへ、ケープタウン会議の結果をメールした。

タクシーで観光した絶景の喜望峰では、大航海時代の歴史を垣間見た。浜辺には野生のペンギンたちが保護されている。世界最初の心臓移植が行われたのはケープタウン大学医学部であった。魅力溢れるアフリカ大陸だが、日本からはあまりにも遠い。再度の訪問はあるのかな。

第二十五話　ビン

札幌医科大学に赴任以来、医学部ならびに保健医療学部の学生たち千七百名以上に、医学物理の基礎から放射線物理を教育している。自然界の量の測定値と計算方法、人体の様々な臓器や細胞の数値化、体重一キログラムあたりの細胞数は一兆個。地球上の生命の体内時計は、地球の自転の周期に支配されている。地球外生命は、異なる時計をもつ。時間や生物の進化、人口の変動さえ、現代物理のテーマになる。

人体の機能の物理、血流を支配する流体の物理、生理を支配する量子論を、物理学者が教える。そして、現代医療に不可欠な核と放射線の科学と利用のための放射線防護学と法律までを、私たちは担当している。

Ｘ線撮影、Ｘ線三次元画像診断のＣＴ、核磁気共鳴画像診断のＭＲＩは、病院では必要不可欠な物理装置であり、これらの原理も、当然、物理教育のトピックスである。十四年目になり、私自身が呼吸器内科と整形外科を受診し、ＣＴとＭＲＩの診療を受けることになった。

肺のCTと膝のMRI撮影

平成二十九年九月、少し寒い日が続いたときに、咳とともに、呼吸が困難になった。数日間、置き薬を飲んだが、一向に回復しない。そこで、地下鉄で二駅先の呼吸器内科クリニックを受診した。肺のＸ線撮影、肺ＣＴ、血液検査、タン検査、肺聴診器。医師は札幌医科大学卒の専門医、Ｎ先生である。

肺上部に白く広がった部分があり、ＣＴ画像で詳しくみると、気管支の壁が厚くなり空気の流れが悪くなっている。がんはなく、マイコプラズマだった。飲み薬と、吸引の薬、胸か背中の貼り薬、三週間で治った。二週間後のＣＴ画像で、治療効果がはっきり見えた。普通の内科受診では治らなかったであろう。

さらに、ＭＲＩ診断がほぼ同時期に重なった。それは、前八月二十三日、直接的には自宅内での転倒から始まった。

その日は、娘の夫婦と三人の孫たちが夏休みで来ていた。上が四歳で、年子三人で、凄くにぎやかである。上下は女子で、真ん中が暴れん坊将軍の男子。その子が落としたミニカーの玩具を、ソファに腰かけたまま拾おうとした際に、右膝から転倒し、思いっきり打撲した。そのまま、膝は動かなくなった。ロック状態である。

「整形外科へ行けば。救急車を呼ぼうか？」

と娘が言う。

「しばらく、様子を見るよ」

と、私は、床に横になった。三時間ほどして、膝は何もなかったかのように動くようになった。

そう言えば、四年前の三月の朝、除雪後のスケートリンクのような表面にうっすらと新雪が覆った上を歩いて、右膝を捩じるように転倒したことを思い出した。

立ち上がって、駅まで歩き、出勤した。午前の講義を終えたが、右膝は腫れあがり、凄く痛む。

タクシーに乗って、自宅に近い整形外科へ向かった。

骨折や靭帯断裂はなく、捻挫であるとの診断だった。

ロキソニンのシップと痛み止めの薬を処方された。

翌日は、足が痛いまま、東京出張だった。

そのうち、膝の腫れも引き、治った。

「あの時の怪我も関係しているかもしれない」

そんな話を家族にした。

その後も、右膝は四回、ロックした。二度目は、月曜日、出勤後、デスクワーク中に起きた。四時間後に、ロック解除。

その間、物理学教室の事務職員Ｓさんに、キャスター付きの椅子を背後から押してもらい、トイレに行った。Sさんは、スキー・クロスカントリーを趣味とするアウトドア派で、やはり、以前、膝を痛めたと言う。

その日、彼女の紹介する、大通公園に近いスポーツクリニックで受診した。整形外科医のY先生の診断で、右膝をX線撮影、MRI撮影した。半月板のロック現象で、軟骨欠損があるという。両足の重心が軸から少し外側にずれているので、靴内の外側に敷きを入れて強制することになった。

右膝の半月板ロックと理学療法

三階のリハビリのフロアーで、理学療法士N先生による膝のマッサージと軽い膝筋肉のトレーニングをした。リハビリ計画が立てられ、週一で、通うことになった。

八百平方メートルのリハビリテーション室には、十九人の理学療法士がいる。学校帰りの生徒さん、主婦、サラリーマンなどが、リハビリに励んでいる。各患者さん用に一台のリハビリ用のベットの上で、筋肉や関節のもみほぐし、筋トレが行われる。

フロアには、各種の筋肉トレーニングマシンが置かれている。驚いたことに体育館のようなスペースにはバスケットゴールもある。天井の高さは六メートル。スポーツ選手がリハビリするので、うなずける。野球のキャッチボール、テニスのボール撃ちもできる。スポーツクリニックの所以である。

私が物理学を教える保健医療学部には、この理学療法学科の学生もいるが、その卒業生たちも勤務している。私自身が、彼らの世話になる、良い体験になった。

理学療法とは病気、けが、高齢、障害などによって運動機能が低下した人に対し、医師の指導の下、運動機能の維持・改善を目的に運動、温熱、電気、水、光線などの物理的手段を用いて行われる治療法である。理学療法士の養成には、大学、短大、専門学校があり、国家試験がある。さらに、高い専門家の養成のため、大学院もある。

外来のリハビリで、担当のN先生と話しながら、子供の頃を思い出した。小学一年生の夏休みに、代々木の神社からの坂道を、自転車を飛ばして下った。そして国道を横切ったときに、ガードレールに激突して、右膝を打撲していた。出血し、しばらく傷跡が残るほどの負傷だった。小学生時代は、右膝が時々ロックしていた。ただし、五分以内で解除していた。中学生以上になると、そうした膝のロックは生じていなかったので、全く、そのことを忘れていたのだった。

右膝のロックは、歩いているときではなく、デスクワークの時に生じる。右足を九十度以上に曲げているときにリスクがあることが分かったので、気を付けた。地下鉄の座席に腰かけていても、行儀が悪いけれど、右足をやや前方に投げ出した。

奇跡のドライブ

自動車の運転時は、右足を前方に伸ばしているので、膝ロックのリスクはない。

九月十六日、北へ向かうドライブ旅行に出発した。日本海沿岸のオロロン街道を走り、サロベツ原野を横断し、天塩川沿いを走り、中川町のホテル・ポンピラアクアリズイングに、順調に到着。

翌朝六時に起床。ベットに右膝をついた瞬間、痛みが走り、ロックした。

一時間たっても、解除しないので、朝食を妻が一階のレストランから運んできて、部屋内で食事した。

そのまま、チェックアウトの時刻十時になっても右膝のロックが解除せず、立ち上がれない。膝が完全に伸びた角度を〇度とすると、二十度が限界である。それ以下には膝が引っかかり、伸ばせない。半月板がずれて、膝に挟まっている。定位置に戻らない。

ホテルから車椅子を借りて、自動車に乗り込んだ。右膝がロックしたままだが、加速およびブレーキのペダルは難なく踏める。オホーツク沿岸に出て、南下する行程で、網走へ向かった。

山道を走った。途中、少しだけ側道に入り、運転手側のドアを半開きにし、小トイレの用を足した。

「その内、膝のロックは解除するだろう」と安易な気持ちでいた。しかし、希望は完全に裏切られた。

沿岸は行き交う自動車も多少あり、街並み、人目もある。二〜三時間ごとに生理現象はあるので、困る。幸い「大」の方はなかった。

途中、妻がコンビニでおにぎりや、おでんなどを調達し、駐車場で昼食をとった。

紋別市通過の際に、ガソリン補給が必要になった。セルフサービスである。給油口は、運転席の反対側、妻は未経験なので、自分ですること以外は思いもしなかった。車椅子も、松葉杖もない。車体に手を添えながら、左足の力でケンケンした。その途端、ロックしている右膝に激痛が走る。もがき苦しみながら、どうにか、ガソリンを満タンにできた。

よく観なれたサロマ湖を左手にし、ドライブは続く。

網走湖を右手に走った。

夕方十七時、網走駅前ホテル・ルートインの駐車場に到着。場所は玄関に最も近い、身障者用のスペースである。やはり、妻がホテルフロントから車椅子を借りてきて、チェックイン。部屋は狭く、車椅子の入場がギリギリだった。まだ、右膝はロックしたままである。

近くのすき家の牛丼弁当を、部屋内で食べた。もの凄く疲れていたので、十九時には寝てしまった。精神的な疲れである。

ところが、深夜、右足が自由になった感覚があって目を覚ました。部屋の灯りを付けて、私は立ち上がった。歩ける。「やった！」十八時間ぶりの右膝のロック解除である。うれしかった。

翌朝起きると、私は楽しみにしていた焦げ茶色したモール温泉に入った。右膝を温泉水でさすった。心身ともに、癒された。まさに、地獄から天国への切り替わりの瞬間の喜び。

ホテルのレストランで朝食バイキングを食べて、私たちは元気に網走を出発した。

北見から遠軽を経由するドライブを楽しみ、何事もなかったような気分で札幌の自宅へ帰った。

アダムとイブ

その後、右膝の屈曲に気を付け、膝をつく姿勢にならないよう、私は注意をはらいながら生活と勤務を続けた。週一のスポーツクリニックでのリハビリも通い、膝、足の筋肉のもみほぐしと、膝の筋肉強化にも取り組んだ。

私の健康維持の仕方に、規則正しい生活、バランスのとれた食事、これに、週末のドライブと時々の温泉入浴がある。

十月六日金曜、仕事が終わってから、洞爺湖温泉に車を走らせた。その晩は、湖畔の露天風呂に入りながら、湖上の花火を楽しんだ。

翌日は、羊蹄山を眺めながら、ニセコを走り、日本海側に出た。島牧《しままき》村道の駅のヒラメハンバーガーが大変美味しかった。

せたな町から、今金《いまかね》へ山越えし、噴火湾《ふんかわん》へ出た。

その晩は、プロボクシングチャンピオン内藤大助の故郷、豊浦《とようら》温泉に宿泊。漁港に隣接する。地元名物のホタテ貝や魚料理でもてなされる。時折、元チャンピオンも入浴に来るという。

翌夜明け、水平線から朝日が昇る。海の波が砂浜に寄せては引くのを繰り返す光景を部屋の大きな窓辺から眺めて、目を覚ます。

六時に一番風呂へ行く。脱衣場の篭のひとつが使用されていた。先客お一人あり。

大浴場に入ると、遠くに頭が霞んで見える。私のように、朝風呂が好きな人はいる。

入口の被り湯を何杯も被っていると、背後から声がした。

振り返ると、全裸のご婦人が目の前に立っている。

相手が何を言ったかはわからないが、とっさに私は、

「ここは男性湯です」

と言った。

その女性は無言で、浴室から出て行った。

酸化鉄で黄土色した湯がかけ流しの広い露天風呂に浸かり、右膝を摩りながら、出来

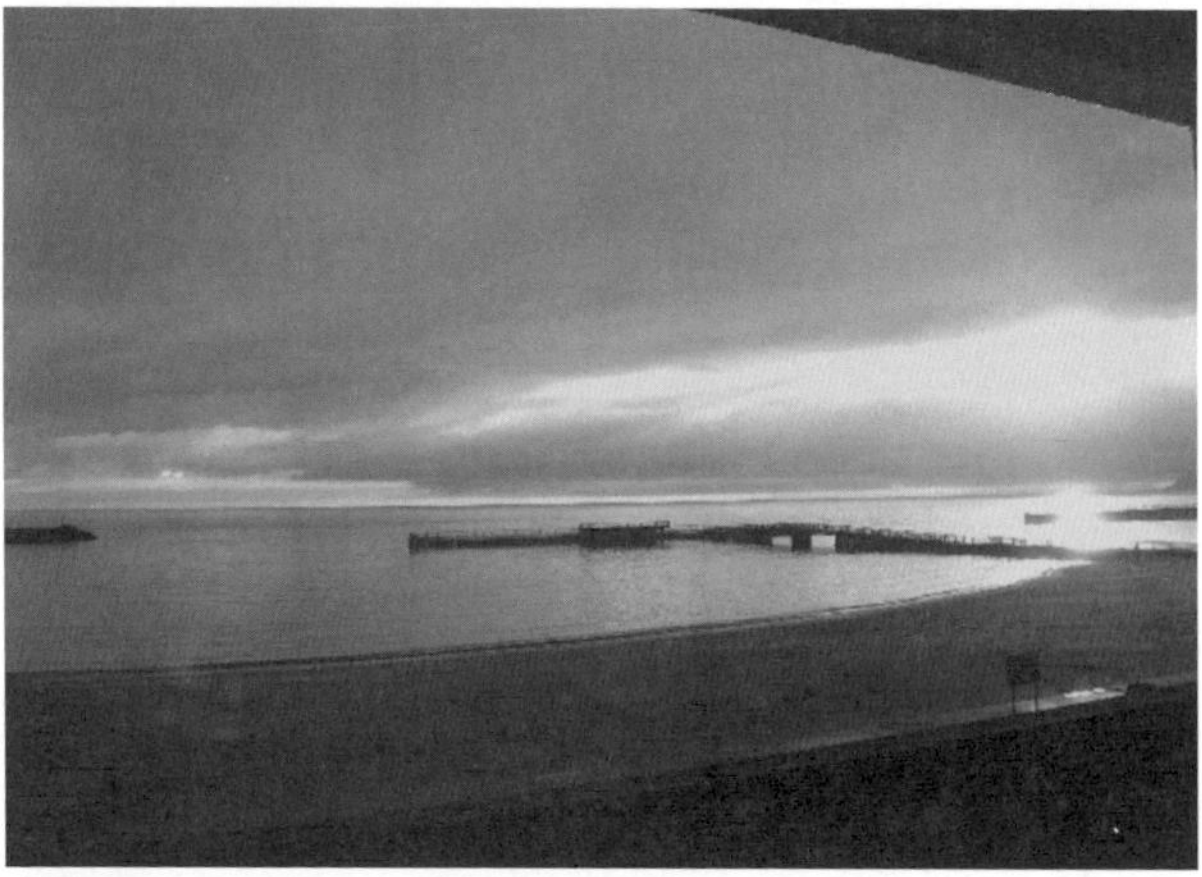

豊浦温泉宿から眺める噴火湾の夜明け

事を回想した。

入り口の「男性」と書かれた青色の大きなのれんをくぐって、私は入場していたので、間違いない。

あの人の言動は、理解不能。大きな浴室に、他人の男女が独りずつ。裸のままの女性が、裸の男性の前に立ち、話しかける。その度胸は、一体何なのだ。

私たちは旧約聖書にある、アダムとイブではない。

二十一世紀、珍事件の勃発。これは夢ではない。痴呆の老婆ではなく、五十歳前後の女性である。

これが逆で、私が一番風呂の女性湯にいたなら、警察沙汰になっていたかもしれない。この出来事は、すぐ、女湯から出てきた妻に話した。

人生にハプニングあり。

名医の半月板縫合手術

右膝のトラブルはしばらくなかったが、十月十八日に決定的なロックが起きた。出勤後、デスクワークを開始して間もなくのこと。右足を左足の乗せる形で膝を組んだ。その瞬間、右膝に軽い違和感が生じた。残念ながら、膝はロックしてしまった。

車椅子を借りて、勤務を続けたが、一向に直る気配なし。十六時三十分に始まる医療人育成センター拡大教授会も欠席せざるをえなくなった。

教室事務の助言で、救急車を呼んだ。外来で通うスポーツクリニックへ搬送していただいた。私にとって、救急車は初体験になった。

主治医のY先生に出迎えられ、すぐに、ロック状態にある右膝のＭＲＩ撮影になった。

ＭＲＩ画像には、右膝外側の半月板が割れて二つ折りになった状態が明瞭に見えた。

「今から入院し、明日は、半月板の縫合手術です」

「よろしくお願いいたします」

私は、タクシーに乗って帰るつもりで、妻に電話していた。

二〜三日の入院かと勝手に思ったが、どうも長い入院になりそうだった。職場のことも、気になったが、主治医に従わざるを得ない。

その晩、七時過ぎに、入院した。ビルの一階にあるコンビニから、弁当を妻が買ってきて、病室で一緒に食べた。

Ｙ先生は、膝の半月板温存手術では知られた名医と聞く。心配は全くないはずだが、やはり多少の心配はあった。

全身麻酔なので、肺など不調の箇所を徹底的に聞かれ、そして診察を受けた。

手術の前日二十一時から食事なし。

当日、十七時に手術室へ搬送され、手術台に乗る。

麻酔薬を点滴された。まもなく、意識を失う。

十八時、意識が戻ると、病室へ搬送される。まだ朦朧としていた。

点滴と酸素吸入を継続しながら、心電、血圧、血中酸素濃度の自動計がベットサイドで行われた。

二時間後、それらの身体計測は終了し、身体を動かせるようになった。意識もスッキリしている。

術後の右膝は、氷で冷やされた。足先はかなりむくんでいる。

その日、コンビニのおにぎりとおでんで、二十時に病室で夕食になった。

翌日午前、主治医の回診があった。術後の表面を消毒し、ガーゼを交換する。

「半月版の縫合は八針で、がっちり繋いでます」

「ありがとうございました」

楽しくリハビリし回復

私の右足のリハビリは、理学療法士の下、手術の翌日から早速、始まった。五階には十九床がある。同じフロアにリハビリ室あり、三人の理学療法士がいる。看護師は十三人いて、入院中、大変お世話になった。六階の病棟も同様ときく。

私を担当する理学療法士は、その年の三月に秋田大学医学部を卒業したばかりのF先生。二十三歳の明るい女子である。中学校時代に、バスケット部で足を捻挫と膝の故障で、このクリニックで治療した経験があった。この経験が契機になって、高校一年生の三学期には、理学療法士になることを目標に、進路を決定したと言う。まさに人生のドミノ。

術後から車椅子生活になったが、すぐに運転は上達した。

二日後、右膝を固定していた装具は不要になった。右足を自力であげられるほどの回復があったから。

車椅子はその日に卒業した。私の体形に合うように軽金属製の松葉杖が調整され、その歩行指導を最初に受けた。脇で身体を支えるのではなく、手と腕で支える。術後の右足に体重が全くかからないように、左足と両方の松葉杖で歩く。

これが、術後二週間続いた。その間、浮腫《むく》んだ右足と膝まわりのマッサージ、膝周辺の筋肉強化。両足と体幹部の筋力トレーニング。膝関節の柔軟化。これらリハビリを平日二回、一時間ずつ午前と午後に行う。リハビリ室は、静かに軽音楽が流れて、雰囲気は良い。リハの先生との様々な会話の中での相談や、患者さん同士でも治療やリハの情報交換もある。少し大変だけれども、楽しい時間でもある。

左右の両手すりを掴みながらの歩行訓練や、腰かけた椅子からの直立訓練など、生活への復帰を目指した、訓練が行われる。

入院患者の多くが女性である。男性患者数は、女性患者数のおよそ四分の一程度。骨や関節の強度に性差があるようだ。

土曜のリハは午前のみ、日曜と祭日は休み。空き時間は、適度に自主トレ。

手術の翌日から三日目までは、タオルで身体を拭き、洗髪ができた。四日目から六日目は、傷を保護して、シャワーに入る。七日目以後、傷口に茶色のテープを貼ってからは、そのままシャワーに入れるようになった。その頃には、大分、右足の浮腫みはなくなってきた。午後のリハビリの後、シャワーで汗を流した。

最初伸びなかった膝は、一週間ほどで真っすぐに伸ばせるようになった。一方、屈曲の方が困難だった。ただし、二週間後には、百十度まで屈曲するまでに回復した。その日から、右足に体重の三分の一を乗せる両松葉杖の歩行ができるようになる。

右足は日ごとに回復し、足の筋肉も強化されている。術後三週間目に、体重の三分の二を手術した方の右足にかける訓練をしてから、退院した。ドクターはじめ、多くの看護師さん、理学療法士さん、職場元の事務方、妻に感謝。

古代チャイナでは、膝頭の骨を引き抜き、歩けなくする刑があった。その刑を受けた人物が主人公ビンとなる漫画、『ビン〜孫子異伝〜』がある。その作家の星野浩字さんと、右足半月板損傷で入院する前日に、私は会っていた。東京が核弾頭で攻撃される漫画の科学監修を依頼され、その最初の打ち合わせを、札幌で行っていたのだ。

その翌日、私自身がビン状態になり、入院することになるとは。人生の不思議。

東京で二十キロトン威力の核爆発が、超高層など現代建築を破壊する考察について、手術後ベッドの上で再計算した。この漫画は、大手出版社から二〇一八年春に連載が始まるという。

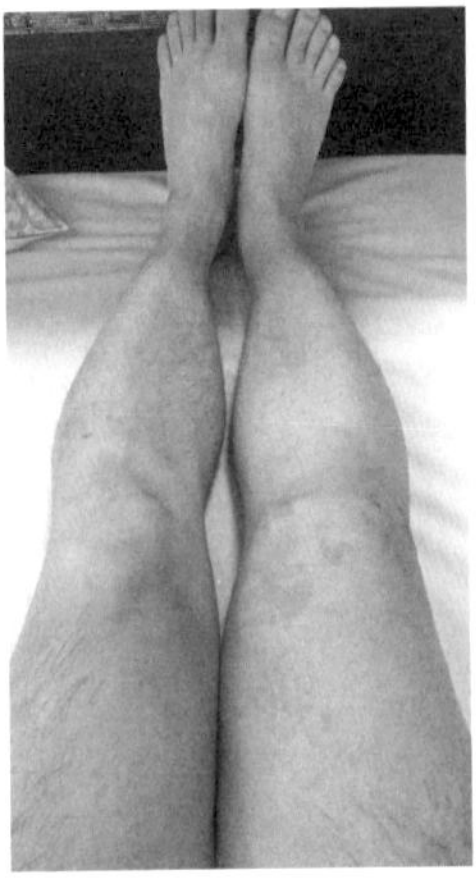

筆者のビンになった右膝半月板の内視鏡縫合手術７日後、膝頭の左右に各長さ１cmの傷跡、側面に長さ５cmの傷跡

おわりに

北海道を主な舞台とした物理学者の休日・ブルーリバーを読まれて、いかがでしたか。これまで、観光で来られた方、道内に暮らされている方、何か新しい発見ありましたか。目を見張る大きな自然だけでなく、太古の遺跡群の発掘から理解する日本文明の形、本州との関係に、私は驚かされました。

移住してからの十四年間に、日本社会に様々な出来事がありました。休日に現場へ出かけ、専門科学者として、課題解決にかかわりました。これまでの拙著をお読みになられた人たちには、その背景が理解できたのではないでしょうか。

平日もそうですが、休日の過ごし方は、それ以上に意味深いものです。北海道観光に、そして、日本文明の理解と今後に、参考になったとしたら、うれしい限りです。機会あれば、休日の続きを、また書きたいと思います。まだまだ、面白い。

ガリレオの休日　ブルーリバー
純ちゃんのエッセイ25話
核防護から日本文明まで

価格はカバーに
表示してあります

2018年　1月 24日　第一版 第一刷 発行

著　者　高田《たかだ》　純《じゅん》 ©
発行人　古屋敷　信一
発行所　株式会社 医療科学社
〒113-0033　東京都文京区本郷3 － 11 － 9
TEL 03（3818）9821　　FAX 03（3818）9371
ホームページ　http://www.iryokagaku.co.jp
郵便振替　00170-7-656570

ISBN978-4-86003-498-6　（落丁・乱丁はお取りかえいたします）

医療科学新書

孤高の科学者 W・C・レントゲン

山崎　岐男

一八九五年十一月八日、ドイツの物理学者W・C・レントゲンは、周到な計画と緻密な実験手段によってX線を発見した。爾来X線は、医学、産業、基礎科学を輝かす光として、われわれ人類に果たした貢献は計り知れない。X線発見から一〇〇年、W・C・レントゲンに、人間として科学者としてのあるべき姿を学ぶことができよう。

（本体971円）

放射線物語 ！と？の狭間で

衣笠　達也

東海村臨界事故の被曝医療に自らも参加した著者は、放射線の発見から原子力エネルギーの利用に至る歴史、放射線防護の考え方などを平易な言葉で解説しながらも、東海村臨界事故の遠因が、わが国の原子力開発がアメリカからの工学的技術導入に偏り、保健部門の整備が伴っていなかったことにあることを鋭く指摘する。

（本体1200円）

リスクマネジメント 医療内外の提言と放射線部の実践

村上陽一郎・他

安全な医療を求める試みは医療界だけの取り組みで達成されるものではない。そこには多角的、学際的な視点が要求されるであろうし、一般から個別を指向する確乎とした哲学が望まれている。本書は、リスクマネジメントの哲学と基礎を提示するとともに、放射線部の個別の試みが一般に敷衍されている実践例を示す。

（本体1200円）

大学をつくった男 鈴鹿医療科学大学・中村實の挑戦

岡田　光治

医療社会に真のチーム医療を確立させるため、一人の男の教育に賭ける理念と夢が結実する。日本放射線技師会という一職能団体のリーダーが、崇高な建学の精神を掲げて四年制の医療・理工系大学を創るにいたるまでの壮大なサクセス・ストーリー。『大学をつくった男たち』を改題、医療科学新書として待望の復刊！

（本体1200円）

医療科学新書

X線CTの先駆者
高橋　信次

岡田　光治

20世紀最大の医学発明といわれるX線CTは一九七二年イギリス人の開発によって出現した。しかしその原理は、CTの登場より四半世紀も前に日本人によって見出されていたのだ。文化勲章、スウェーデン王立科学アカデミーゴールドメダルに輝く不世出の医学者・高橋信次の、放射線医学ひとすじにかけた足跡を追うドキュメント。

（本体1200円）

医療過誤
そのパラダイム

池本　卯典

著者が、かつて法医学、人類遺伝学、警察の法医鑑識業務などに携りながら体験した、医療過誤にかかわる基礎的問題を整理。医療過誤の頻発を食い止めるためには何をなすべきか、新たなオルタナティブを求めるための思考の枠組みを提示するとともに、医療過誤について問い、答える、学問研究のモデルをも与えてくれる。

（本体1200円）

医療に活かす癒し術
コ・メディカルのための医療心理入門

芦原　睦
佐田　彰見

「現在、医療においては、臓器主義に偏るのではなく、全人的な医療の重要性や、医療心理学の必要性が声高に叫ばれています。その中核に位置するのが、心療内科と考えています」という著者らの臨床（心身医療）と研究に携わった経験をもとに、医療心理学や心身医学を実践していくうえで求められる知識の集成。

（本体1200円）

日本の疫学
放射線の健康影響研究の歴史と教訓

重松　逸造

いまや〈病気の予防と健康に必要な情報を提供する学問〉として広く利用される疫学研究。その指導的役割を戦後半世紀以上にわたって担い、被爆者追跡調査により日本の疫学水準を国際レベルにまで高めた研究の歩みを総括。原爆後障害研究とチェルノブイリ原発事故に果たした役割と課題、さらには日本の疫学の展望について語る。

（本体1200円）

医療科学新書

日本人はなぜ原子力に不安を抱くのか
日本人の心とリスク

青山　喬

先端科学技術社会に欠かせない「リスク」という概念を理解し、活用していくために、日本人は「リスク」とどのように向き合っていくべきか？　リスク受容に対する心理的アプローチ、リスク・コミュニケーションの重要性など、「リスク」の概念とその関わり方について、多角的な視点からわかりやすく解説。

（本体１２００円）

放射線心身症？
福島原発放射線より日常にあるはるかに恐ろしいもの

加藤　直哉

東日本大震災での原発事故は低線量事象であり、被曝で生命に危険が及ぶことはない。むしろ、行政と報道の混乱等での心理的ストレスが「放射線心身症」ともいうべき健康障害を生む。それよりも、現代日本人の食生活にこそはるかに恐ろしいものがある。無用な不安よりも、必要な知識で立ち向かう救済のメッセージ。

（本体１２００円）

医療史跡探訪
―医学史を歩く

諸澄　邦彦

日本各地の医跡を巡ると、その時代の史実に息づく熱いものが見えてくる。とりわけ洋学に刺激された系統的人体解剖への冀《き》求にはじまり、圧倒的な惨禍をもたらす感染症に対峙する在野の医師たち、性差や病気へのいわれのない偏見との闘いを通して、日本の近代医療・医学の培ったもの、見失った姿をまのあたりにする。

（本体１２００円）

映画のなかの医事法学・plus
医療・福祉・生命倫理＋人生・青春・恋愛・アニメ

前田　和彦

医療・保健・介護福祉、生命倫理分野にまたがる医事法学の内容を誰もが知るヒット作や名作映画を通じて身近に学ぶ22幕。医療・介護現場はもちろん、社会で必要とされる共感、思いやりや寄り添いといった、より良きコミュニケーションの手段となるよう、青春・恋愛映画からアニメ映画をPlusにて紹介している。

（本体１２００円）

医療科学新書

ガリレオの休日
ブルーリバー
純ちゃんのエッセイ25話
核防護から日本文明まで

高田　純

世界の核被災地を実地調査した物理学者の核防護探求の足跡と、太古の北海道から見える日本文明への新しい視点。北朝鮮の核武装、テロ対策、中央アジアでのチャイナの蛮行、福島の放射線に関わる核防護論から、北海道の自然、温泉、遺跡を巡りながら調査した日本文明論までを縦横に語る。

（本体１２００円）

増補版 世界の放射線被曝地調査

日本人が知らされなかった真実

高田 純（札幌医科大学教授）

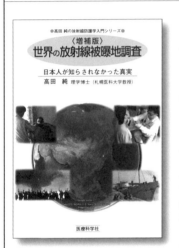

広島・長崎の核爆発災害、ビキニ被災、チェルノブイリ黒鉛炉事故災害などの科学とその後の事実の理解に努めた『世界の放射線被曝地調査』（講談社ブルーバックス）を刊行してから15年が経過した。

今回、その後の研究成果である第五福竜丸事件の真相、中央アジアでの未曾有の核爆発災害、福島軽水炉事象の研究成果を増補。国際原子力事象評価尺度で、30人が急性死亡したチェルノブイリ黒鉛炉暴走事故はレベル7である。本書での福島軽水炉事象はレベル6になる。この評価は世界各地の核放射線災害調査結果の比較からわかった重要な結論である。

第1部　核災害の概要／核爆発とその影響／原子力発電と核燃料サイクル／他

第2部　調査の現場から／旧ソ連邦での核兵器実験による周辺住民の被曝／太平洋における米国の水爆実験／チェルノブイリ事故／東海村臨界事故／他

第3部　補章　21世紀初頭に行った調査／第五福竜丸事件の真相／タリム盆地での未曾有の核爆発災害／低線量だった福島第一原子力発電所の軽水炉事象／家族のための放射線防護 ―緊急時にあなたができる放射線防護

● A5判 248頁 ● 定価（本体1,800円＋税）
● ISBN978-4-86003-475-7 ● 2016年2月刊行

核爆発災害

そのとき何が起こるのか

高田 純（札幌医科大学教授）

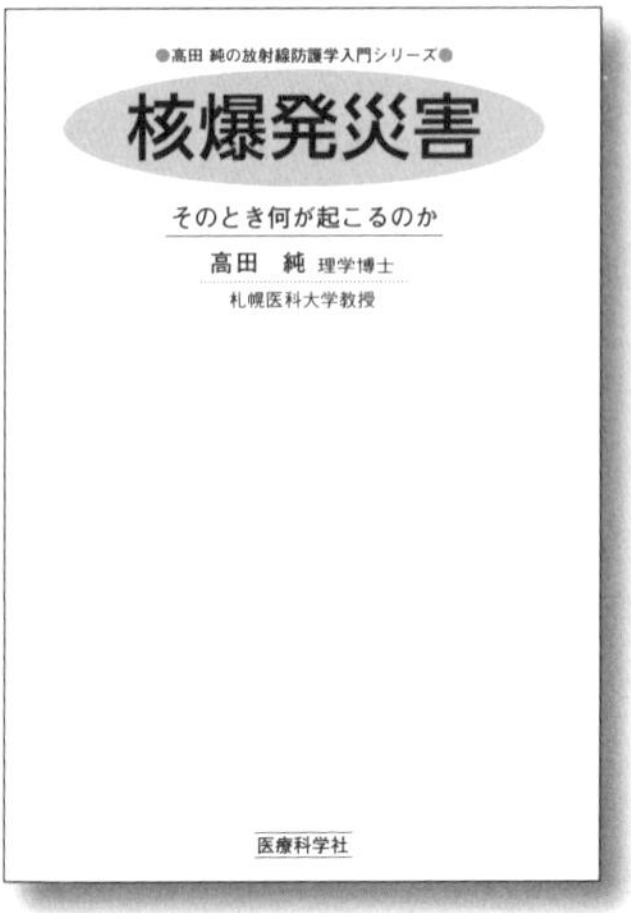

復刊にあたり

科学書として『核爆発災害』を最初に世に出したのは2007年、中公新書からでした。私の科学者としての原点となった広島の大参事を最初に取り上げ、そこに奇跡的に生存できた人たちに焦点を当てました。次に注目したのは、やはり、太平洋マーシャル諸島であった第五福竜丸事件です。国会証言と米国の科学報告、放射線医学総合研究所による船員たちの健康調査、そして筆者の現地調査から、その真相解明に迫りました。

私たちは、科学者も含めて、核災害の真相を知らなかったのだと、自らの調査研究を通じて、思い知らされました。

● A5判 176頁 ● 定価（本体2,000円+税）
● ISBN978-4-86003-456-6 ● 2015年2月刊行

福島　嘘と真実

東日本放射線衛生調査からの報告

高田 純（札幌医科大学教授）

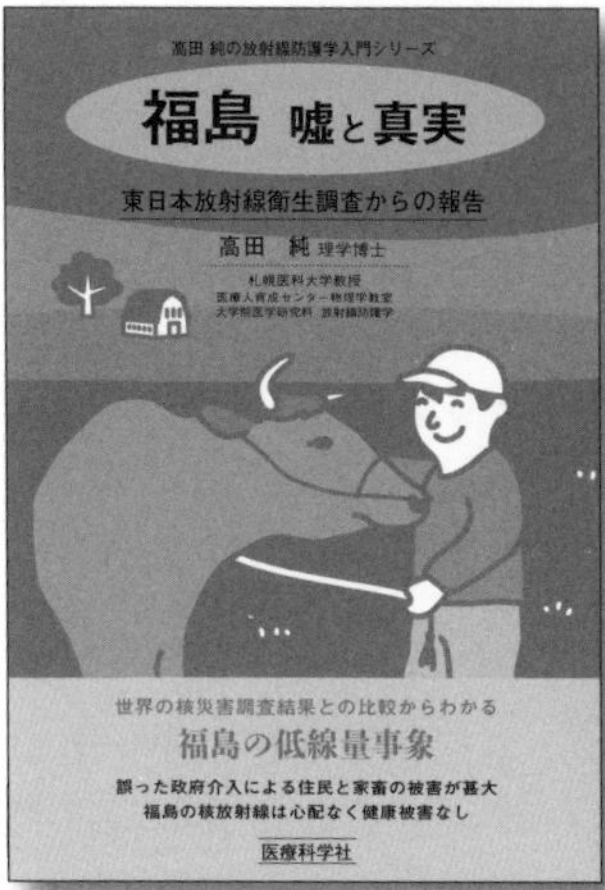

世界の核災害調査結果との比較からわかる

福島の低線量事象

誤った政府介入による住民と家畜の被害が甚大
福島の核放射線は心配なく健康被害なし

　世界の核災害地と比べて、福島の放射線衛生上の実被害は極めて低い。より厳しい核被災地や核汚染地が復興したり、人びとが再定住している現実からしても、また、放射線防護学の見地からしても、福島県はもちろん、福島20キロメートル圏内も必ず人びとが暮らせるようになる。その日は遠くない。

2011年3月11日と直後／震災当日から現地調査まで／世界の核被災地調査で開発したポータブルラボ／札幌～仙台間の放射線衛生調査（4月6日、7日／福島県民の甲状腺ヨウ素量の検査（4月8日、9日）／福島第一被災原子炉20キロメートル圏内調査／危険な範囲から安全な範囲まで線量6段階／福島の被災者にレベルC以上はいない／東日本の放射線は最初の60日間で急速に減衰した／チェルノブイリにならなかった福島の理由／家畜を見殺しにした菅政府／あらためてチェルノブイリの健康被害／内部被曝　福島の低線量と科学／政府災害対策本部の科学上の誤りと危険／未曾有の核災害はウイグル、核の黄砂が日本全土に／他

● A5判　104頁　● 定価（本体1,200円+税）
● ISBN978-4-86003-417-7　● 2011年7月刊行

人は放射線なしに生きられない

生命と放射線を結ぶ３つの法則

高田 純（札幌医科大学教授）

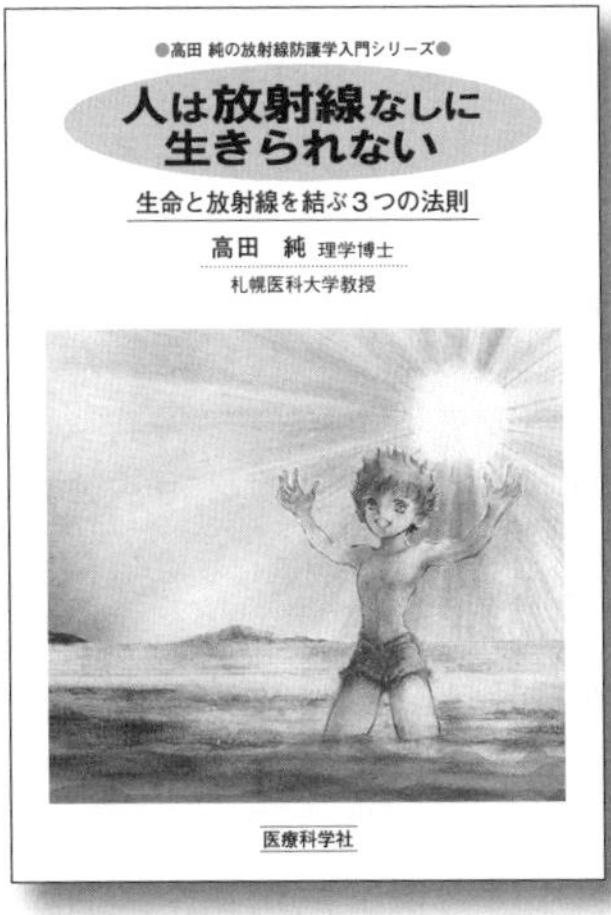

太陽からの核エネルギーと生命、低線量率放射線と健康維持、放射線医学の進歩と寿命という３つのキーワードが織りなす、人類と放射線との不可分な法則。放射線は多すぎても不足しても命や健康にかかわる根源の核エネルギーであり、その役割と科学的背景を物理学理論をもとに明解に説く。

第一法則
太陽が放つ核エネルギーなしに生命は存在しない

第二法則
低線量率放射線が健康維持の秘訣

第三法則
核放射線医学の進歩が人類の寿命を伸ばす

● A5 判 112 頁 ● 定価（本体 1,000 円＋税）

● ISBN978-4-86003-432-0 ● 2013 年 3 月刊行